常见内科疾病鉴别诊断与治疗

CHANGJIAN NEIKE JIBING
JIANBIE ZHENDUAN YU ZHILIAO

主编 孙晓晓 徐 烨 王 敏 董国锐

U0253759

上海交通大学出版社
SHANGHAI JIAO TONG UNIVERSITY PRESS

内容提要

本书从临床实际角度出发，先介绍了临床内科疾病的基础知识，包括内科常见症状与体征及内科常用诊断方法；后以疾病的概念、临床表现、诊断与鉴别诊断、治疗为线索，系统介绍了神经内科、心内科、呼吸内科、消化内科等临床各科室常见疾病的诊疗。本书不仅可作为内科医师科学、规范、合理进行临床诊治的参考用书，还可作为在校医学生的学习参考资料。

图书在版编目（CIP）数据

常见内科疾病鉴别诊断与治疗 / 孙晓晓等主编. —
上海 ：上海交通大学出版社，2023.12
　　ISBN 978-7-313-29395-4

　　Ⅰ. ①常… Ⅱ. ①孙… Ⅲ. ①内科－常见病－诊疗
Ⅳ. ①R5

中国国家版本馆CIP数据核字（2023）第168217号

常见内科疾病鉴别诊断与治疗

CHANGJIAN NEIKE JIBING JIANBIE ZHENDUAN YU ZHILIAO

主　　编：孙晓晓　徐　烨　王　敏　董国锐
出版发行：上海交通大学出版社
邮政编码：200030
印　　制：广东虎彩云印刷有限公司
开　　本：710mm×1000mm 1/16
字　　数：218千字
版　　次：2023年12月第1版
书　　号：ISBN 978-7-313-29395-4
定　　价：198.00元

地　　址：上海市番禺路951号
电　　话：021-64071208
经　　销：全国新华书店
印　　张：12.5
插　　页：2
印　　次：2023年12月第1次印刷

前　言

　　随着我国社会主义市场经济和社会各项事业的协调发展、人民生活水平的不断提高，全社会成员均对医疗服务的质量和水平提出了越来越高的要求。医务人员除了要具备全面的医疗理论知识储备、熟练的技术操作能力、丰富的临床实践经验，更要不断更新知识和技术、提高临床诊疗水平，才能胜任临床工作。在诊疗患者的过程中，医务人员通过对每一个患者进行连续、严密的观察，从而及时准确作出分析、判断和处理，提供规范化服务。

　　临床内科学的诊断与治疗具有很强的实践性，伴随着基础医学和分子生物学的飞速发展，常见内科疾病的诊断方法与治疗手段也得到了不断地改善和提高。为了在广大临床工作者中普及和更新内科学新知识，满足临床内科工作者的实际需要，编者总结自身多年的临床工作经验，结合内科学的最新研究进展，编撰了《常见内科疾病鉴别诊断与治疗》一书。

　　本书从临床实际角度出发，先介绍了临床内科疾病的基础知识，包括内科常见症状与体征及内科常用诊断方法；后以疾病的概念、临床表现、诊断与鉴别诊断、治疗为线索，系统介绍了神经内科、心内科、呼吸内科、消化内科等临床各科室常见疾病的诊疗。本书在编写过程中，坚持"三基""五性"的原则，力求内容丰富、翔实，论述全面，语言精炼，理论与实际紧密结合，并融入了当前国内外临床内科学发展的新理论、新方法和新技术，集实用性、科学性和先进性于一体。本书不仅可作为内科医师科学、规范、合理进行临床诊治的参考用书，还可

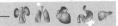

作为在校医学生的学习参考资料。

　　编者群体以高度的事业心、责任心及传承、求实、创新的精神编成本书,谨希望本书的出版,能够对提高内科临床诊治水平起到推动作用。然而,由于时间紧迫,加之编者知识和经验有限,书中难免存在疏漏之处,望各位读者批评指正。

《常见内科疾病鉴别诊断与治疗》编委会

2022 年 12 月

目　录

第一章 内科常见症状与体征

第一节 眩 晕

眩晕实际上是一种运动幻觉(幻动),发作时患者感到外界旋转而自身不动,或感环境静止而自身旋转,或两者并存,除旋转外有时则为身体来回摆动、上升下降、地面高低不平、走路晃动。多为阵发性,短暂,但也有持续数周数月。除轻症外,通常均伴程度不等的恶心、呕吐、面色苍白、出汗、眼震、步态不稳,甚至不能坐立,严重时患者卧床不动,头稍转动症状加重。

一、病因

(一)外源性前庭障碍

前庭神经系统(自内耳至脑干前庭神经核、小脑、大脑额叶)以外的病变或环境影响所致。

1.全身性疾病

心脏病如充血性心力衰竭、心肌梗死、心律不齐、主动脉瓣狭窄、病态窦房结综合征等,高血压和低血压尤其是直立性低血压、颈动脉窦综合征,血管病如脉管炎、主动脉弓综合征,代谢病如糖尿病、低血糖,内分泌病如甲状腺及甲状旁腺功能不足、肾上腺皮质功能低下,月经、妊娠、绝经期或更年期等,以及贫血、真性红细胞增多症等。

2.药物中毒

耳毒性抗生素如链霉素、卡那霉素、庆大霉素等,其他如酒精、一氧化碳、铅、奎宁、水杨酸钠、苯妥英钠、卡马西平、镇静剂、三环类抗抑郁药等。

3.病灶感染

鼻窦炎、慢性咽炎、龋齿、耳带状疱疹等。

4.晕动病

晕船、晕车、晕飞机。

5.精神疾病

焦虑症、癔症、精神分裂症。

(二)周围性前庭障碍

即前庭周围性、迷路性或耳源性眩晕,引起眩晕的直接病因在周围性前庭神经系统本身(半规管、椭圆囊、圆囊、前庭神经节、前庭神经)。

1.梅尼埃病

其或称膜迷路积水,主要有三大症状:眩晕、耳鸣、耳聋。多起病于中年,男女发生率相等,影响内耳耳蜗及前庭系统,多为单侧,10%～20%为双侧。起病突然,先有耳鸣、耳聋,随后出现眩晕,持续数分钟至数小时,伴恶心、呕吐等,发作后疲劳、无力、嗜睡;眩晕消失后,耳鸣亦消失,听力恢复。急性期过后,一切如常,或有数小时、数天的平衡失调,间歇期长短不一。起初耳鸣、耳聋可完全消失,但反复发作后,耳鸣持续,听力亦不再恢复,无其他神经症状。间歇期体检,只有听力与前庭功能障碍,眼震为急性发作期的唯一体征,发作过后眼震消失。

2.前庭神经元炎

前庭神经元炎起病于呼吸道或胃肠道病毒感染之后,为突然发作的视物旋转,严重眩晕伴恶心、呕吐及共济失调,但无耳鸣或耳聋。患者保持绝对静卧,头部活动后眩晕加重,持续数天数周,消退很慢,急性期有眼震,慢相向病灶侧,一侧或双侧前庭功能减退,见于青年,有时呈流行性。

3.位置性眩晕

其特点是患者转头至某一位置时出现眩晕,20～30秒后消失,伴恶心、呕吐、苍白,几乎都与位置有关,绝对不会自发,不论头和身体活动的快慢,仰卧时转头或站立时头后仰均能引起发作,听力及前庭功能正常,其症状与伴发的眼震可在位置试验时重现。

大多数位置性眩晕的病变在末梢器官,如圆囊自发变性、迷路震荡、中耳炎、镫骨手术后、前庭动脉闭塞等(位置试验时有一过性眼球震颤,易疲劳,而眩晕较重),故称良性阵发性位置性眩晕。部分位置性眩晕病变在中枢,如听神经、小脑、第四脑室及颞叶肿瘤、多发性硬化、后颅凹蛛网膜炎、脑脊液压力增高等。当头保持某一特定的位置时,眼震持续,但眩晕不明显。

4.迷路炎

迷路炎为中耳炎的并发症,按病情轻重可分为迷路周围炎、浆液性迷路炎和化脓性迷路炎 3 种,均有不同程度的眩晕。

5.流行性眩晕

在一段时期内,眩晕患者明显增加。其特点为起病突然,眩晕甚为严重,无耳蜗症状,痊愈后很少再发,以往无类似发作史。可能与病毒感染影响迷路之前庭部位有关。

(三)中枢性前庭障碍

即前庭中枢性眩晕,任何病变累及前庭径路与小脑和大脑颞叶皮层连接的结构都可表现眩晕。

1.颅内肿瘤

肿瘤直接破坏前庭结构,或当颅内压增高时干扰前庭神经元的血液供应均可产生眩晕。成人以胶质瘤、脑膜瘤和转移性肿瘤居多,这些肿瘤除有中枢性位置性眼震外可无其他体征。儿童应考虑髓母细胞瘤。第四脑室囊肿可产生阵发性眩晕伴恶心和呕吐,称 Bruns 征(改变头位时突然出现眩晕、头痛、呕吐,甚至意识丧失,颈肌紧张收缩呈强迫头位)。

听神经瘤最先出现耳鸣,听力减弱,常缓慢进行。眩晕不严重,多为平衡失调而非旋转感,无眼震,前庭功能减退或消失。当肿瘤自内听道扩展至脑桥小脑角时出现角膜反射消失,同侧颜面麻木;当前庭神经核受压时出现眼震;压迫小脑时可有同侧肢体共济失调;压迫舌咽、迷走神经时则有声嘶、吞咽困难、同侧软腭瘫痪,视盘水肿,面瘫常为晚期症状。

2.脑血管病

(1)小脑后下动脉闭塞:引起延髓背外侧部梗死,可出现眩晕、恶心、呕吐及眼震;病侧舌咽、迷走神经麻痹,表现饮水呛咳、吞咽困难、声音嘶哑、软腭麻痹及咽反射消失,病侧小脑性共济失调及 Horner 征,病侧面部和对侧的躯肢痛觉减退或消失(交叉性感觉障碍),称 Wallenberg 综合征,此征常见于椎动脉血栓形成。

(2)迷路卒中:内听动脉分为耳蜗支和前庭支,前庭支受累产生眩晕、恶心、呕吐、虚脱,若耳蜗支同时受累则有耳鸣、耳聋,如为耳蜗支单独梗死则出现突发性耳聋。

(3)椎-基底动脉缺血综合征:典型症状为发作性眩晕和复视,常伴眼震,有时恶心、呕吐,眩晕发作可能是半规管或脑干前庭神经核供血不全影响所致。常见轻偏瘫、偏瘫伴脑神经麻痹,临床表现视脑干损害的不同平面而定,多为一侧下运动神经元型脑神经瘫痪,对侧轻偏瘫,为脑干病变的特征。可有"猝倒发作"，突然丧失全身肌张力而倒地，意识清楚，下部脑干或上部脊髓发作性缺血影响皮质脊髓束或网状结构功能所致。可有枕部搏动性痛，在发作时或梗死进展期还可见到下列症状：①同向偏盲（枕叶缺血或梗死）。②幻听、幻视（与颞叶病变有关）。③意识障碍，无动性缄默或昏迷。④轻偏瘫，伴脑神经障碍，辨距不良，共济失调，言语、吞咽困难（继发于脑干损害）。⑤位置性眼震。⑥核间性眼肌瘫痪。⑦感觉障碍。眩晕作为首发症状时可不伴神经症状。若一次发作无神经症状，反复发作也无小脑、脑干体征时，那么缺血性椎-基底动脉病的诊断就不能成立。

（4）锁骨下动脉盗血综合征：系指无名动脉或锁骨下动脉近端部分闭塞发生患侧椎动脉压力下降，血液反流以致产生椎-基底动脉供血不足症状。以眩晕和视力障碍最常见，其次为晕厥。患侧桡动脉搏动减弱，收缩压较对侧相差2.7 kPa（20 mmHg）以上。锁骨下可听到血管杂音。

（5）小脑、脑干梗死或出血。

3.颞叶癫痫

眩晕较常见，前庭中枢在颞叶，该处刺激时产生眩晕先兆，或为唯一的发作形式，发作严重时有旋转感，恶心、呕吐时间短暂。听觉中枢亦在颞叶，故同时可有幻听，也有其他幻觉，如幻嗅等。除先兆外常有其他发作症状，如失神、凝视、梦样状态，并有咀嚼、吮唇等自动症及行为异常。此外，有似曾相识，不真实感，视物变大，恐惧、愤怒、忧愁等精神症状。约2/3患者有大发作。病因以继发于产伤、外伤、炎症、缺血最常见，其他如肿瘤、血管畸形、变性等。

4.头部外伤

颅底骨折，尤其颞骨横贯骨折，病情严重，昏迷醒后发现眩晕。多数外伤后眩晕并无颅底骨折，具体损害部位不明。无论有无骨折，临床多为头痛，头晕，平衡失调，转头时更明显。若有迷路或第八脑神经损害，则有自发性眩晕。若脑干损伤，则表现为瞳孔不等大，形状改变，光反应消失，复视，眼震，症状持续数周、数月甚至数年。有的颅脑伤患者，出现持久的头晕、头痛、神经过敏、性格改变等，则与躯体及精神因素有关，称脑外伤后综合征。

5.多发性硬化

眩晕作为最初出现的症状占25%，而在所有患者的病程中可占75%。耳鸣、耳聋少见。眼震呈水平或垂直型。核间性眼肌麻痹（眼球做水平运动时不能内收而外展正常），其他为肢体无力，感觉障碍，深反射亢进，有锥体束征及小脑损害体征等。以多灶性，反复发作，病情波动为特征，85%的患者脑脊液中IgG

指数升高,头颅 CT 或 MRI 有助于诊断。

6.颈源性眩晕

眩晕伴颈枕痛,此外最显著的症状是颈项强直,有压痛,大多由颈椎关节强硬症骨刺压迫通过横突孔的椎动脉所致。

7.眼性眩晕

眼肌瘫痪复视时可产生轻度眩晕;屈光不正,先天性视力障碍,青光眼,视网膜色素变性等也可产生眩晕。

8.其他

延髓空洞症、遗传性共济失调等。

二、诊断

(一)明确是否为眩晕

应着重询问患者病史:发作时情况,有无自身或外界旋转感,发作与头位及运动的关系,起病缓急,程度轻重,持久或短暂等。鼓励患者详细描述,避免笼统地用头昏二字概括病情。伴随症状,有无恶心、呕吐、苍白、出汗,有无耳鸣、耳聋、面部和肢体麻木无力、头痛、发热,过去病史中应特别注意耳流脓、颅脑伤、高血压、动脉硬化、应用特殊药物等。根据病史,首先明确是否眩晕,还是头重足轻、头昏眼花等一般性头昏。重度贫血,肺气肿咳嗽,久病后或者老年人突然由卧位或蹲位立起,以及神经症患者常诉头昏,正常人过分劳累也头昏,凡此等,都不是真正眩晕,应加区别。

(二)区别周围性或中枢性眩晕

1.周围性(迷路性)眩晕

其特点是明确的发作性旋转感,伴恶心、呕吐、面色苍白、出汗、血压下降,并有眼震、共济失调等,眩晕与伴发症状的严重性成正比。前庭神经核发出的纤维与迷走神经运动背核等有广泛联系,因此病变时可引起反射性内脏功能紊乱。多突然开始,症状严重,数分钟到数小时症状消失,很少超过数天或数周(因中枢神经有代偿作用),发作时出现眼震,水平型或细微旋转型,眼球转向无病变的一侧时眼震加重。严重发作时患者卧床,头不敢转动,常保持固定姿势。因病变同时侵犯耳蜗,故伴发耳鸣和耳聋。本型眩晕见于梅尼埃病、迷路炎、内耳外伤等。

2.中枢性(脑性)眩晕

无严重旋转感,多为持续不平衡感,如步态不稳。不伴恶心、呕吐及其他自主神经症状,可有自发性眼震,若有位置性眼震则方向多变且不固定,眼震的方向及特征多无助于区别中枢或周围性眩晕,但垂直型眼震提示脑干病变,眼震持续时间较长。此外,常有其他脑神经损害症状及长束征。耳鸣、耳聋少见,听力多正常,冷热水反应(变温)试验亦多正常。眩晕持续时间长,数周、数月,甚至数年。其见于椎-基底动脉缺血、脑干或颅后窝肿瘤、脑外伤、癫痫等。

(三)检查

全面体检,着重前庭功能及听力检查,诸如错定物位试验、闭目难立征、变温试验等,测两臂及立、卧位血压,尤其查有无位置性眼震(患者仰卧,头悬垂于检查台沿之外 30°,头摆向左侧或右侧,每改变位置时维持 60 秒)。正常时无眼震。周围性病变时产生的眩晕感与患者主诉相同,眼震不超过 15 秒;中枢性位置性眼震无潜伏期。

此外,应有针对性地选择各项辅助检查,如听神经瘤患者腰椎穿刺约 2/3 患者脑脊液蛋白增高。可摄 Towne 位、Stenver 位 X 线片、头颅 CT 或 MRI 等。怀疑"颈性眩晕"时可摄颈椎 X 线片。癫痫患者可做脑电图检查。经颅多普勒超声(TCD)可了解颅内血管病变及血液循环情况。眼震电图、脑干诱发电位检查有助于前庭系统眩晕的定位诊断。

第二节　头　痛

狭义的头痛只是指颅顶部疼痛而言,广义的头痛可包括面、咽、颈部疼痛。对头痛的处理首先应找到产生头痛的原因。急性剧烈头痛与既往头痛无关,且以暴发起病或不断加重为特征者,提示有严重疾病存在,可带来不良后果。慢性或复发性头痛,成年累月久治不愈,多半属血管性或精神性头痛。临床上绝大部分患者是慢性或复发性头痛。

一、病因

(一)全身性疾病伴发的头痛

(1)高血压:头痛位于枕部或全头,跳痛性质,晨醒最重为高血压性头痛的特征,舒张压在17.3 kPa(130 mmHg)以上者较常见。

(2)肾上腺皮质功能亢进、原发性醛固酮增多症、嗜铬细胞瘤等,常引起持续性或发作性剧烈头痛,头痛与伴随儿茶酚胺释放时阵发性血压升高有关。

(3)颞动脉炎:50岁以上,女性居多,头痛剧烈,常突然发作,并呈持续跳动性,一般限于一侧颞部,常伴有皮肤感觉过敏;受累的颞动脉发硬增粗,如管壁病变严重,颞动脉搏动消失,常有触痛,头颅其他血管也可发生类似病变。其可怕的并发症是单眼或双眼失明。本病不少患者伴有原因不明的"风湿性肌肉-关节痛",可有夜汗、发热、血沉加速、白细胞计数增多。

(4)甲状腺功能减退或亢进。

(5)低血糖,当发生低血糖时通常有不同程度的头痛,尤其是儿童。

(6)慢性充血性心力衰竭、肺气肿。

(7)贫血和红细胞增多症。

(8)心脏瓣膜病变 如二尖瓣脱垂。

(9)传染性单核细胞增多症、亚急性细菌性心内膜炎、艾滋病所致的中枢神经系统感染或继发的概率性感染。

(10)头痛型癫痫:脑电图有癫痫样放电,抗癫痫治疗有效,多见于儿童的发作性剧烈头痛。

(11)绝经期头痛:头痛是妇女绝经期常见的症状,常伴有情绪不稳、心悸、失眠、周身不适等症状。

(12)变态反应性疾病引起的头痛常从额部开始,呈弥漫性,双侧或一侧,每次发作都是接触变应原后而发生,伴有过敏症状。头痛持续几小时甚至几天。

(13)急慢性中毒后头痛。①慢性铅、汞、苯中毒:其特点类似功能性头痛,多伴有头昏、眩晕、乏力、食欲减退、情绪不稳及自主神经功能紊乱。慢性铅中毒可出现牙龈边缘蓝色铅线,慢性汞中毒可伴有口腔炎,牙龈边缘出现棕色汞线。慢性苯中毒伴有白细胞减少,血小板和红细胞计数也相继减少。②一氧化碳中毒。③有机磷农药中毒。④酒精中毒,宿醉头痛是在大量饮酒后隔天早晨出现的持续性头痛,由于血管扩张所致。⑤颠茄碱类中毒,由于阿托品、东莨菪碱过量引起头痛。

(14)脑寄生虫病引起的头痛:如脑囊虫病通常是全头胀痛、跳痛,可伴恶心、呕吐,但无明显定位意义。脑室系统囊虫病头痛的显著特征为:由于头位改变突然出现剧烈头痛发作,早强迫头位伴眩晕及喷射性呕吐,称为 Bruns 征。流行病学史可以协助诊断。

（二）五官疾病伴发的头痛

1.眼

（1）眼疲劳如隐斜、屈光不正尤其是未纠正的老视等。

（2）青光眼：眼深部疼痛，放射至前额。急性青光眼可有眼部剧烈疼痛，瞳孔常不对称，病侧角膜周围充血。

（3）视神经炎：除视物模糊外并有眼内、眼后或眼周疼痛，眼过分活动时产生疼痛，眼球有压痛。

2.耳、鼻、喉

（1）鼻源性头痛：系指鼻腔、鼻窦病变引起的头痛，多为前额深部头痛，呈钝痛和隐痛，无搏动性，上午痛较重，下午痛减轻，一般都有鼻病症状，如鼻塞、流脓涕等。

（2）鼻咽癌：除头痛外常有耳鼻症状如鼻衄、耳鸣、听力减退、鼻塞及脑神经损害（第Ⅴ、Ⅵ、Ⅸ、Ⅻ对神经较常见），以及颈淋巴结转移等。

3.齿

（1）龋病或牙根炎感染可引起第2、3支三叉神经痛。

（2）Costen综合征：即颞颌关节功能紊乱，患侧耳前疼痛，放射至颞、面或颈部，伴耳阻塞感。

（三）头面部神经痛

1.三叉神经痛

疼痛不超出三叉神经分布范围，常位于口-耳区（自下犬齿向后扩展至耳深部）或鼻-眶区（自鼻孔向上放射至眼眶内或外），疼痛剧烈，来去急骤，约数秒钟即过。可伴面肌抽搐，流涎流泪，结膜充血，发作常越来越频繁，间歇期正常。咀嚼、刷牙、说话、风吹颜面均可触发。须区别系原发性或症状性三叉神经痛，后者检查时往往有神经损害体征，如颜面感觉障碍、角膜反射消失、颞肌咬肌萎缩等。病因有脑桥小脑角病变、鼻咽癌侵蚀颅底等。

2.眶上神经痛

其位于一侧眼眶上部，眶上切迹处有持续性疼痛并有压痛，局部皮肤有感觉过敏或减退，常见于感冒后。

3.舌咽神经痛

累及舌咽神经和迷走神经的耳、咽支的感觉分布区域，疼痛剧烈并呈阵发性，但也可呈持续性，疼痛限于咽喉，或波及耳、腭甚至颈部，吞咽、伸舌均可促发。

4.枕神经痛

病变侵犯上颈神经感觉根或枕大神经或耳后神经,疼痛自枕部放射至头顶,也可放射至肩或同侧颞、额、眶后区域,疼痛剧烈,活动、咳嗽、打喷嚏使疼痛加重,常为持续性痛,但可有阵发性痛,常有头皮感觉过敏,梳头时觉两侧头皮感觉不一样。病因不一,可见于受凉、感染、外伤、上颈椎类风湿病、寰枢椎畸形、Arnoid-Chiari畸形(小脑扁桃体下疝畸形)、小脑或脊髓上部肿瘤。

5.其他

Tolosa-Hunt综合征,带状疱疹性眼炎等。

(四)颈椎病伤引起的头痛

1.颈椎关节强硬及椎间盘病

头痛位于枕部或下枕部,多钝痛,单侧或双侧,严重时波及前额、眼或颞部,甚至同侧上臂,起初间歇发作,后呈持续性,多发生在早晨,颈转动及咳嗽和用力时头痛加重。除由于颈神经根病变或脊髓受压引起者外神经体征少见,头和颈可呈异常姿势,颈活动受限,几乎总有枕下部压痛和肌痉挛,头顶加压可再现头痛。

2.类风湿关节炎和关节强硬性脊椎炎

枕骨下深部的间歇或持续疼痛,头前屈时成锐痛和刀割样痛,头后仰或固定于两手间可暂时缓解,疼痛可放射至颜面部或眼。

3.枕颈部病变

寰枢椎脱位、寰枢关节脱位、寰椎枕化及颅底压迹均可产生枕骨下疼痛,屈颈或向前弯腰促发疼痛,平卧时减轻。小脑扁桃体疝、枕大孔脑膜瘤、上颈部神经纤维瘤、室管膜瘤、转移性瘤可牵拉神经根而产生枕骨下疼痛,向额部放射。头颅和脊柱本身病变诸如骨髓瘤、转移瘤、骨髓炎、脊椎结核、变形性骨炎引起骨膜痛,并产生反射性肌痉挛。

4.颈部外伤后

头痛剧烈,有时枕部一侧较重,持续性,颈活动时加重,运动受限,颈肌痉挛。

(五)颅内疾病所致头痛

1.脑膜刺激性头痛

自发性蛛网膜下腔出血,起病突然,多为全头痛,扩展至头、颈后部,呈"裂开样"痛,常有颈项强直。脑炎、脑膜炎时也为全面性头痛,伴有发热及颈项强直,脑脊液检查有助诊断。

2.牵引性头痛

由于脑膜与血管或脑神经的移位或过牵引产生。见于颅内占位病变、颅内高压症和颅内低压症。各种颅内占位病变如硬膜下血肿、脑瘤、脑脓肿等均可产生头痛。脑瘤头痛,起初常是阵发性,早晨最剧,其后变为持续性,可并发呕吐。阻塞性脑积水引起颅内压增高,头痛为主要症状,用力、咳嗽、排便时头痛加重,常并发喷射性呕吐、脉缓、血压高、呼吸不规则、意识模糊、癫痫、视盘水肿等。颅内低压症见于腰穿后、颅脑损伤、脱水等,腰穿后头痛于 48 小时内出现,于卧位坐起或站立后发生头痛,伴恶心、呕吐,平卧后头痛缓解,腰穿压力在 0.69 kPa 以下,严重时无脑脊液流出,可伴有颈部僵直感。良性高颅内压性头痛具有颅内压增高的症状,急性或发作性全头痛,有呕吐、眼底视盘水肿,腰穿压力增高,头颅CT 或 MRI 无异常。

(六)偏头痛

偏头痛可有遗传因素,以反复发作性头痛为特征,头痛程度、频度及持续时间可有很大差别,多为单侧,常有厌食、恶心和呕吐,有些患者伴有情绪障碍。又可分为以下几种。

1.有先兆的偏头痛

其占 10%～20%,青春期发病,有家族史,劳累、情绪因素、月经期等易发。发作前常有先兆,如闪光、暗点、偏盲及面、舌、肢体麻木等。继之以一侧或双侧头部剧烈搏动性跳痛或胀痛,多伴有恶心、呕吐、面色苍白、畏光或畏声。持续2～72 小时恢复。间歇期自数天至十余年。

2.没有先兆的偏头痛

其最常见,无先兆或有不清楚的先兆,见于发作前数小时或数天,包括精神障碍、胃肠道症状和体液平衡变化,面色苍白、头昏、出汗、兴奋、局部或全身水肿则与典型偏头痛相同,头痛可双侧,持续时间较长,自十多小时至数天,随年龄增长头痛强度变轻。

3.眼肌瘫痪型偏头痛

其少见,头痛伴有动眼神经麻痹,常在持续性头痛3～5 天后,头痛强度减轻时麻痹变得明显,睑下垂最常见。若发作频繁动眼神经偶可永久损害。颅内动脉瘤可引起单侧头痛和动眼神经麻痹。

4.基底偏头痛

其少见。见于年轻女性,与月经周期明显有关。先兆症状包括失明、意识障碍和各种脑干症状如眩晕、共济失调、构音障碍和感觉异常,历时 20～40 分钟,继之剧烈搏动性枕部头痛和呕吐。

5.偏瘫型偏头痛

其以出现偏瘫为特征,头痛消失后神经体征可保留一段时期。

(七)丛集性头痛

丛集性头痛为与偏头痛密切相关的单侧型头痛,男多于女,常在 30～60 岁起病,其特点是一连串紧密发作后间歇数月甚至数年。发作突然,强烈头痛位于面上部、眶周和前额,常在夜间发作,密集的短阵头痛每次 15～90 分钟;有明显的并发症状,包括球结膜充血、流泪、鼻充血,约 20% 患者同侧有 Horner 综合征(瞳孔缩小,但对光及调节反射正常,轻度上睑下垂,眼球内陷,患侧头面颈部无汗,颜面潮红,温度增高,系交感神经损害所致),发作通常持续 3～16 周。

(八)紧张型头痛

紧张型头痛包括发作性及慢性肌肉收缩性头痛或非肌肉收缩性痛(焦虑、抑郁)。患者叙述含糊的弥漫性钝痛和重压感、箍紧感,几乎总是双侧性。偏头痛的特征样单侧搏动性疼痛少见,无明显恶心、呕吐等伴随症状。慢性头痛可以持续数十年,导致焦虑、抑郁状态,失眠、做噩梦、厌食、疲乏、便秘、体重减轻等。镇痛剂短时有效,但长期服用反而可能造成药物依赖性头痛,生物反馈是较好的治疗方法。

(九)脑外伤后头痛

脑外伤后头痛指外伤恢复期后的慢性头痛,主要起源于颅外因素,如头皮局部瘢痕。可表现肌肉收缩性痛、偏头痛、功能性头痛。有时并发转头时眩晕、恶心、过敏和失眠。

二、诊断

(一)问诊

不少头痛患者的诊断(如偏头痛、精神性头痛等),主要是以病史为依据,特别要注意下列各点。

1.头痛的特点

(1)起病方式及病程 急、慢、长、短,发作性、持续性或在持续性基础上有发作性加重,注意发作时间长短及次数,以及头痛发作前后情况。

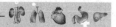

（2）头痛的性质及程度 压榨样痛、胀痛、钝痛、跳痛、闪电样痛、爆裂样痛、针刺样痛，加重或减轻因素，与体位的关系。

（3）头痛的部位 局部、弥散、固定、多变。

2.伴随症状

有无先兆（眼前闪光、黑蒙、口唇麻木及偏身麻木、无力），恶心、呕吐、头昏、眩晕、出汗、排便，五官症状（眼痛、视力减退、畏光、流泪、流涕、鼻塞、鼻出血、耳鸣、耳聋），神经症状（抽搐、瘫痪、感觉障碍），精神症状（失眠、多梦、记忆力减退、注意力不集中、淡漠、忧郁等），以及发热等。

3.常见病因

有无外伤、感染、中毒或精神因素、肿瘤病史。

（二）系统和重点检查

在一般检查、神经检查及精神检查中应着重以下几点。

（1）体温、脉搏、呼吸、血压的测量。

（2）眼、耳、鼻、鼻窦、咽、齿、下颌关节有无病变，特别注意有无鼻咽癌迹象。

（3）头、颈部检查：注意有无强迫头位，颈椎活动幅度如何。观察体位改变（直立、平卧、转头）对头痛的影响。头颈部有无损伤、肿块、压痛、肌肉紧张、淋巴结肿大，有无血管怒张、发硬、杂音、搏动消失等。有无脑膜刺激征。

（4）神经检查：注意瞳孔大小、视力、视野，视盘有无水肿，头面部及肢体有无瘫痪和感觉障碍。

（三）分析方法

根据病史和体检的发现，对照前述病因分类中各种头痛的临床特点，进行细致考虑。一般而论，首先考虑是官能性还是器质性头痛。若属后者，分析是全身性疾病，还是颅内占位性病变或非占位性病变引起的头痛，或颅外涉及眼、耳、鼻、喉、齿部疾病和头面部神经痛性头痛。对一时诊断不清者，应严密观察，定期复查，切忌"头痛医头"，以免误诊。

（四）选择辅助检查

根据前述设想，推断头痛患者可能的病因，依照拟诊，选做针对性的辅助检查，如怀疑蛛网膜下腔出血，可检查脑脊液；怀疑脑瘤，可行头颅 CT 或 MRI；怀疑颅内感染，可行脑电图检查。

第三节 呼 吸 困 难

正常人平静呼吸时,其呼吸运动无须费力,也不易察觉。呼吸困难尚无公认的明确定义,通常是指伴随呼吸运动所出现的主观不适感,如感到空气不足、呼吸费劲等。体格检查时可见患者用力呼吸,辅助呼吸肌参加呼吸运动,如张口抬肩,并可出现呼吸频率、深度和节律的改变。严重呼吸困难时,可出现鼻翼翕动、发绀,患者被迫采取端坐位。许多疾病可引起呼吸困难,如呼吸系统疾病、心血管疾病、神经肌肉疾病、肾脏疾病、内分泌疾病(包括妊娠)、血液系统疾病、类风湿疾病及精神情绪改变等。正常人运动量大时也会出现呼吸困难。

一、呼吸困难的临床类型

(一)肺源性呼吸困难

肺源性呼吸困难的两个主要原因是肺或胸壁顺应性降低引起的限制性缺陷和气流阻力增加引起的阻塞性缺陷。限制性呼吸困难的患者(如肺纤维化或胸廓变形)在休息时可无呼吸困难,但当活动使肺通气接近其最大受限的呼吸能力时,就有明显的呼吸困难。阻塞性呼吸困难的患者(如阻塞性肺气肿或哮喘),即使在休息时,也可因努力增加通气而致呼吸困难,且呼吸费力而缓慢,尤其是在呼气时。尽管详细询问呼吸困难感觉的特性和类型有助于鉴别限制性和阻塞性呼吸困难,然而这些肺功能缺陷常是混合的,呼吸困难可显示出混合和过渡的特征。体格检查和肺功能测定可补充得之于病史的详细信息。体格检查有助于显示某些限制性呼吸困难的原因(如胸腔积液、气胸),肺气肿和哮喘的体征有助于确定其基础的阻塞性肺病的性质和严重程度。肺功能检查可提供限制性或气流阻塞存在的数据,可与正常值或同一患者不同时期的数据做比较。

(二)心源性呼吸困难

在心力衰竭早期,心排血量不能满足活动期间的代谢增加,因而组织和大脑酸中毒使呼吸运动大大增强,患者过度通气。各种反射因素,包括肺内牵张感受器,也可促成过度通气,患者气短,常伴有乏力、窒息感或胸骨压迫感。其特征是"劳力性呼吸困难",即在体力运动时发生或加重,休息或安静状态时缓解或减轻。

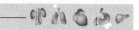

在心力衰竭后期,肺充血水肿,僵硬的肺脏通气量降低,通气用力增加。反射因素,特别是肺泡-毛细血管间隔内毛细血管旁感受器,有助于肺通气的过度增加。心力衰竭时,循环缓慢是主要原因,呼吸中枢酸中毒和低氧起重要作用。端坐呼吸是在患者卧位时发生的呼吸不舒畅,迫使患者取坐位。其原因是卧位时回流入左心的静脉血增加,而衰竭的左心不能承受这种增加的前负荷,其次是卧位时呼吸用力增加。端坐呼吸有时发生于其他心血管疾病,如心包积液。急性左心功能不全,患者常表现为阵发性呼吸困难。其特点是多在夜间熟睡时,因呼吸困难而突然憋醒,胸部有压迫感,被迫坐起,用力呼吸。轻者短时间后症状消失,称为夜间阵发性呼吸困难。病情严重者,除端坐呼吸外,尚可有冷汗、发绀、咳嗽、咳粉红色泡沫样痰,心率加快,两肺出现哮鸣音、湿啰音,称为心源性哮喘。其是由于各种心脏病发生急性左心功能不全,导致急性肺水肿所致。

(三)中毒性呼吸困难

糖尿病酸中毒产生一种特殊的深大呼吸类型,然而,由于呼吸能力储存完好,故患者很少主诉呼吸困难。尿毒症患者由于酸中毒、心力衰竭、肺水肿和贫血联合作用造成严重气喘,患者可主诉呼吸困难。急性感染时呼吸加快,是由于体温增高及血中毒性代谢产物刺激呼吸中枢引起的。吗啡、巴比妥类药物急性中毒时,呼吸中枢受抑制,使呼吸缓慢,严重时出现潮式呼吸或间停呼吸。

(四)血源性呼吸困难

由于红细胞携氧量减少,血含氧量减低,引起呼吸加快,常伴有心率加快。发生于大出血时的急性呼吸困难是一个需立即输血的严重指征。呼吸困难也可发生于慢性贫血,除非极度贫血,否则呼吸困难仅发生于活动期间。

(五)中枢性呼吸困难

颅脑疾病或损伤时,呼吸中枢受到压迫或供血减少,功能降低,可出现呼吸频率和节律的改变。如病损位于间脑及中脑上部时出现潮式呼吸;中脑下部与脑桥上部受累时出现深快均匀的中枢型呼吸;脑桥下部与延髓上部病损时出现间停呼吸;累及延髓时出现缓慢不规则的延髓型呼吸,这是中枢呼吸功能不全的晚期表现;叹气样呼吸或抽泣样呼吸常为呼吸停止的先兆。

(六)精神性呼吸困难

癔症时,其呼吸困难主要特征为呼吸浅表频速,患者常因过度通气而发生胸痛、呼吸性碱中毒。易出现手足搐搦症。

二、呼吸困难的诊断思维

根据呼吸困难多种多样的临床表现可引导出对某些疾病的诊断思维。以下可供参考。

(一)呼吸频率

每分钟呼吸超过 24 次称为呼吸频率加快,见于呼吸系统疾病、心血管疾病、贫血、发热等。每分钟呼吸少于 10 次称为呼吸频率减慢,是呼吸中枢受抑制的表现,见于麻醉安眠药物中毒、颅内压增高、尿毒症、肝性脑病等。

(二)呼吸深度

呼吸加深见于糖尿病及尿毒症酸中毒,呼吸变浅见于肺气肿、呼吸肌麻痹及镇静剂过量。

(三)呼吸节律

潮式呼吸和间停呼吸见于中枢神经系统疾病和脑部血液循环障碍如颅内压增高、脑炎、脑膜炎、颅脑损伤、尿毒症、糖尿病昏迷、心力衰竭、高山病等。

(四)年龄性别

儿童呼吸困难应多注意呼吸道异物、先天性疾病、急性感染等,青壮年则应想到胸膜疾病、风湿性心脏病、结核,老年人应多考虑冠心病、肺气肿、肿瘤等。癔症性呼吸困难较多见于年轻女性。

(五)呼吸时限

吸气性呼吸困难多见于上呼吸道不完全阻塞如异物、喉水肿、喉癌等,也见于肺顺应性降低的疾病如肺间质纤维化、广泛炎症、肺水肿等。呼气性呼吸困难多见于下呼吸道不完全阻塞,如慢性支气管炎、支气管哮喘、肺气肿等。大量胸腔积液、大量气胸、呼吸肌麻痹、胸廓限制性疾病则呼气、吸气均感困难。

(六)起病缓急

呼吸困难缓起者包括心肺慢性疾病,如肺结核、肺尘埃沉着病、肺气肿、肺肿瘤、肺纤维化、冠心病、先心病等。呼吸困难发生较急者有肺水肿、肺不张、呼吸系统急性感染、迅速增长的大量胸腔积液等。突然发生严重呼吸困难者有呼吸道异物、张力性气胸、大块肺梗死、成人呼吸窘迫综合征等。

(七)患者姿势

端坐呼吸见于充血性心力衰竭患者,一侧大量胸腔积液患者常喜卧向患侧,

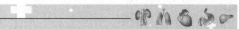

重度肺气肿患者常静坐而缓缓吹气,心肌梗死患者常叩胸做痛苦貌。

(八)劳力活动

劳力性呼吸困难是左心衰竭的早期症状,肺尘埃沉着症、肺气肿、肺间质纤维化、先天性心脏病往往也以劳力性呼吸困难为早期表现。

(九)职业环境

接触各类粉尘的职业是诊断肺尘埃沉着病的基础;饲鸽者、种蘑菇者发生呼吸困难时应考虑外源性过敏性肺泡炎。

(十)伴随症状

伴咳嗽、发热者考虑支气管-肺部感染,伴神经系统症状者注意脑及脑膜疾病或转移性肿瘤,伴何纳综合征者考虑肺尖瘤,伴上腔静脉综合征者考虑纵隔肿块,触及颈部皮下气肿时立即想到纵隔气肿。

第四节 胸 痛

胸痛主要由胸部疾病引起,少数由其他部位的病变所致,心血管系统疾病是胸痛的常见原因,但其他部位的疾病亦可引起胸痛症状,如肝脓肿等。因痛阈个体差异性大,胸痛的程度与原发疾病的病情轻重并不完全一致。

一、病因

(一)胸壁疾病

肋软骨炎、带状疱疹、流行性肌炎、颈胸椎疾病、胸部外伤、肋间神经痛和肋骨转移瘤。

(二)呼吸系统疾病

胸膜炎、肺炎、支气管肺癌和气胸。

(三)纵隔疾病

急性纵隔炎、纵隔肿瘤、纵隔气肿。

(四)心血管疾病

心绞痛、心肌梗死、心包炎、胸主动脉瘤、肺栓塞和夹层动脉瘤等。

(五)消化系统疾病

食管炎、胃十二指肠溃疡、胆囊炎、胰腺炎等。

(六)膈肌疾病

膈疝、膈下脓肿。

(七)其他

骨髓瘤、白血病胸骨浸润、心脏神经官能症等。

二、临床表现

(一)发病年龄

青壮年胸痛,应注意结核性胸膜炎、自发性气胸、心肌炎、心肌病、风湿性心瓣膜病;年龄在 40 岁以上患者还应注意心绞痛、心肌梗死与肺癌。

(二)胸痛部位

(1)局部有压痛,炎症性疾病,尚伴有局部红、肿、热表现。

(2)带状疱疹是成簇水疱沿一侧肋间神经分布伴剧痛,疱疹不越过体表中线。

(3)非化脓性肋骨软骨炎多侵犯第 1～2 肋软骨,对称或非对称性,呈单个或多个肿胀隆起,局部皮色正常,有压痛,咳嗽、深呼吸或上肢大幅度活动时疼痛加重。

(4)食管及纵隔病变,胸痛多位于胸骨后,进食或吞咽时加重。

(5)心绞痛和心肌梗死的疼痛多在心前区与胸骨后或剑突下,疼痛常放射至左肩、左臂内侧,达环指与小指,亦可放射于左颈与面颊部,患者误认为牙痛。

(6)夹层动脉瘤疼痛位于胸背部,向下放射至下腹、腰部及两侧腹股沟和下肢。

(7)自发性气胸、胸膜炎和肺梗死的胸痛多位于患侧腋前线与腋中线附近,后二者如累及肺底、膈胸膜,则疼痛也可放射于同侧肩部。肺尖部肺癌(肺上沟癌、Pancoast 癌)以肩部、腋下痛为主,疼痛向上肢内侧放射。

(三)胸痛性质

(1)带状疱疹呈刀割样痛或灼痛,剧烈难忍。

(2)食管炎则为烧灼痛。

(3)心绞痛呈绞窄性并有重压窒息感。

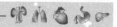

(4)心肌梗死则疼痛更为剧烈并有恐惧、濒死感。

(5)纤维素性胸膜炎常呈尖锐刺痛或撕裂痛。

(6)肺癌常为胸部闷痛,而Pancoast癌则呈火灼样痛,夜间尤甚。

(7)夹层动脉瘤为突然发生胸背部难忍撕裂样剧痛。

(8)肺梗死亦为突然剧烈刺痛或绞痛。常伴呼吸困难及发绀。

(四)持续时间

(1)平滑肌痉挛或血管狭窄缺血所致疼痛为阵发性。

(2)炎症、肿瘤、栓塞或梗死所致疼痛呈持续性。如心绞痛发作时间短暂,而心肌梗死疼痛持续时间很长且不易缓解。

(五)影响胸痛因素

影响胸痛因素包括诱因、加重与缓解。劳累、体力活动、精神紧张可诱发心绞痛发作,休息、含服硝酸甘油或硝酸异山梨酯,可使心绞痛缓解,而对心肌梗死疼痛则无效。胸膜炎和心包炎的胸痛则可因深呼吸和咳嗽而加剧。反流性食管炎的胸骨后灼痛,饱餐后出现,仰卧或俯卧位加重,服用抗酸剂和促动力药多潘立酮或西沙必利后可减轻或消失

三、胸痛伴随症状

(1)胸痛伴吞咽困难或咽下痛者,提示食管疾病,如反流性食管炎。

(2)胸痛伴呼吸困难者,提示较大范围病变,如大叶性肺炎、自发性气胸、渗出性胸膜炎和肺栓塞等。

(3)胸痛伴面色苍白、大汗、血压下降或休克表现时,多考虑心肌梗死、夹层动脉瘤、主动脉窦瘤破裂和大块肺栓塞等。

第五节 恶心与呕吐

恶心与呕吐是临床常见症状,恶心为上腹部不适、紧迫,欲吐伴以迷走神经兴奋的一系列症状如苍白、冷汗、流涎、心动过缓等;呕吐则是胃内容物甚至部分小肠内容物经食管至口腔再排出体外的症状。恶心多为呕吐的先兆,二者均为一复杂的反射动作,且由多种原因引起。多数为消化系统疾病所致,少数由全身

疾病引起,须全面、系统问诊、查体方能作出诊断。反复持续的呕吐尚可引起严重并发症,故应予重视。

一、病因及分类

由于发病机制不完全清楚,恶心呕吐尚无满意分类,一般分为反射性和中枢性两类。

(一)反射性呕吐

1.咽部受到刺激

如吸烟、剧咳、鼻咽部炎症或溢脓等。

2.胃、十二指肠疾病

急慢性胃肠炎、消化性溃疡、急性胃扩张或幽门梗阻、十二指肠淤滞等。

3.肠道疾病

急性阑尾炎、各型肠梗阻、急性出血坏死性肠炎、腹型过敏性紫癜。

4.肝胆胰疾病

急性肝炎、肝硬化、肝淤血、急慢性胆囊炎或胰腺炎。

5.全身性疾病

如肾输尿管结石、急性肾盂肾炎、急性盆腔炎、异位妊娠破裂等。心肌梗死、内耳迷路病变、青光眼、屈光不正等亦可出现恶心呕吐。

(二)中枢性呕吐

(1)颅内感染、各种脑炎、脑膜炎。

(2)脑血管疾病:如脑出血、脑栓塞、脑血栓形成、高血压脑病及偏头痛等。

(3)颅脑损伤:脑挫裂伤或颅内血肿。

(4)癫痫,特别是持续状态。

(5)全身疾病,可能因尿毒症、肝昏迷、糖尿病酸中毒或低血糖累及脑水肿、颅内压改变等而致。

(6)药物:某些药物可因兴奋呕吐中枢而致呕吐。

二、诊断方法

(一)病史

1.呕吐的特点

先有恶心继而呕吐多为反射性呕吐,由消化系统疾病、药物、中毒等引起;恶心缺如或很轻,呕吐剧烈呈喷射状为中枢性呕吐的特征,多由于颅内高压引起,患者常有头痛、脉缓；精神性呕吐，恶心轻微，呕吐不费力。

2.呕吐的时间

晨起恶心呕吐见于早孕、尿毒症、酒精中毒及鼻窦炎；晚上呕吐则见于幽门梗阻，呈朝食暮吐特征；餐后即吐、群体发病多为食物中毒；餐后或数餐之后呕吐见于胃潴留、胃轻瘫。

3.呕吐物性质

含隔顿、隔夜食物者提示幽门梗阻，一般不含胆汁；含大量胆汁则梗阻平面多在十二指肠乳头以下或空肠梗阻，量大带粪臭提示低位肠梗阻或胃、小肠结肠瘘；呕吐大量酸性胃液见于活动期溃疡或胃泌素瘤。

4.呕吐伴随症状

伴头痛、眩晕应考虑到颅内高压、青光眼、偏头痛等，伴眩晕者应考虑迷路病变，如迷路炎或氨基糖苷类药物的毒性；伴腹痛者多为消化系统疾病所致，溃疡病、胃炎、肠梗阻等于呕吐后腹痛减轻，而胆囊炎、胰腺炎呕吐后不能缓解；伴腹泻者多为急性胃肠炎或各种原因的急性中毒；伴黄疸、发热及右上腹痛者多为胆道感染所致。

5.其他病史

有神经衰弱症状一般情况尚好者注意精神性呕吐，有腹部手术史者应考虑粘连、梗阻之可能，因其他疾病用药者(抗生素、抗肿瘤药、性激素类等)应考虑到药物的毒副作用，有其他消化道症状如厌食、厌油等应注意病毒性肝炎的黄疸前期。

(二)体征

应注意患者精神面貌、神志状态，疑有中枢性原因者应常规检查眼底有否视盘水肿，有否脑膜刺激征，另外应注意异常的呼吸气味，如肝臭、尿味、丙酮味等，注意有否充血性心力衰竭体征。腹部检查注意有否肝大、脾大、上腹压痛、肠型、蠕动波、振水声及肠鸣改变。

(三)实验室检查和特殊检查

根据上述资料的分析进行有选择性的、有的放矢的辅助检查，如对颅内压增高者涉及头颅 CT、血压等检查；对疑有肝炎者的肝功能检查；早孕的妊娠试验等。

呕吐物的检查应注意量、性状，有否胆汁、血液等，必要时做细菌培养、毒物分析，可能提供重要的病原学诊断依据。

三、鉴别诊断

恶心与呕吐鉴别涉及全身各系统许多疾病鉴别,根据其各自临床特点应无困难,因此不一一赘述。但临床实践中应特别注意器质性呕吐与神经性呕吐的鉴别(表1-1),前者又应注意中枢性呕吐与反射性呕吐的鉴别(表1-2)。

表1-1 器质性呕吐与神经性呕吐的鉴别

鉴别项	器质性呕吐	神经性呕吐
基本病变	存在	缺乏
精神因素	无	常伴怠倦、失眠、神经过敏、忧郁、焦虑等症状
恶心与干呕	一般较明显	缺乏
呕吐运动	较剧烈、费力	较轻,不费力
与进食的关系	不定	餐后即吐
呕吐量	多	少
食欲	减退	正常
全身情况	差	尚好或稍差

表1-2 中枢性呕吐与反射性呕吐的鉴别

鉴别项	中枢性呕吐	反射性呕吐
基本病变	神经系统疾病	消化系统疾病,药物、毒物等
举例	颅内肿瘤	幽门梗阻
发作因素	咳嗽、弯腰等颅内压增高因素	溃疡或肿瘤病变加重
恶心、干呕	不明显	明显
呕吐特点	喷射性,量不定	反射性,量偏大或潴留性
伴随症状体征	头痛或眩晕、脉缓,视盘水肿或神经系统异常	腹痛、腹胀胃、肠型或振水声等

四、处理原则

(一)病因治疗

初步判断神经性、器质性疾病的可能性,予以病因治疗。

(二)注意水盐平衡和营养支持

输液、输血,必要时全肠外营养或胃造瘘、胃肠营养等。

(三)止吐药

1.抗胆碱能药

本药可阻断迷走神经冲动传入呕吐中枢,可用阿托品、普鲁苯辛或山莨菪

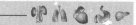

碱等。

2.抗组胺类药物

本药可作用于迷路和化学受体促发区,或抑制 5-羟色胺(5-HT)活性,可用苯海拉明、异丙嗪或赛庚啶等。

3.吩噻嗪类药物

本药主要作用于呕吐中枢,可用氯丙嗪、奋乃静等药。

4.多巴胺受体阻滞剂

本药可使迷走神经兴奋性相对加强而促进胃排空,可用甲氧氯普胺、吗丁啉。

5.西沙必利

本药选择性地作用于胃肠道肌间神经促进胆碱能神经递质传递,促进胃肠蠕动,防止恶心呕吐,应用时应防心律失常。

6.高选择性 5-HT 受体拮抗剂

康泉、恩丹西酮,多用于肿瘤的化学治疗(简称化疗)前或治疗中静脉推注或滴注,亦有片剂用于长期罹病的慢性恶心呕吐患者。

第六节　腹 部 包 块

腹部包块可由患者自己触及或医师做体格检查时发现,包块大多来自腹腔内,少数位于腹膜后或腹壁。

一、病因

腹部包块的病变性质包括肿大的脏器、炎症、良恶性肿瘤、肠梗阻、先天性疾病、结石、囊肿、器官移位等。腹腔内器官繁多,盆腔内器官发生肿块时也可在腹部检查时触及,更涉及泌尿生殖系统。一般说来,包块出现的部位与包块的来源和病因有关。

(一)右上腹部包块

1.肝大

如肝癌、各种肝炎、肝硬化、血吸虫病等。

2.胆囊肿大

如急性胆囊炎、胆囊积液、胰腺癌和壶腹癌所致的淤胆性胆囊肿大、胆囊癌、先天性胆总管囊肿等。

3.其他

肝曲部结肠癌、腹膜间皮瘤。

(二)中上腹肿块

1.胃来源的肿块

如胃癌、胃淋巴瘤、胃平滑肌瘤、胃扭转、胃周围粘连。

2.胰腺肿块

如胰腺癌、胰腺囊肿、胰腺囊性纤维化。

3.肝左叶肿块

如肝癌、肝脓肿、肝囊肿。

4.肠系膜与网膜肿块

如肠系膜淋巴结结核、肠系膜囊肿、大网膜囊肿。

5.小肠肿瘤

如小肠癌、恶性淋巴瘤、平滑肌瘤和纤维瘤。

6.其他

腹主动脉瘤。

(三)左上腹部肿块

1.脾大

如肝硬化门脉高压症、缩窄性心包炎、血液疾病、感染性疾病等。

2.其他

如胰腺肿瘤和囊肿、脾曲部结肠癌、腹膜后肿瘤等。

(四)右下腹部肿块

如回盲部结核、克罗恩病、阑尾周围脓肿、盲肠癌、阑尾类癌、右侧卵巢囊肿、肿瘤或附件炎。

(五)下腹部包块

如膀胱肿瘤、子宫肿瘤和尿潴留。

(六)左下腹包块

如乙状结肠癌、直肠癌、慢性非特异性溃疡性结肠炎、肠血吸虫性肉芽肿、乙状结肠阿米巴性肉芽肿、左侧卵巢肿瘤、附件炎。

(七)左右腰腹部包块

如肾下垂、游走肾、先天性多囊肾、巨大肾盂积水、马蹄形肾、肾脏肿瘤、肾上腺囊肿、嗜铬细胞瘤、腹膜后肿瘤。

(八)广泛性或不定性腹部包块

如结核性腹膜炎、腹膜转移癌、腹膜间皮瘤、肠套叠、肠梗阻、肠扭转、腹部包虫囊肿、腹型肺吸虫病。

二、诊断方法

首先明确有否腹部包块,仔细查体,鉴别开正常腹部可触到的包块样结构,如腰椎椎体和骶骨岬、乙状结肠粪块、右肾下极、腹主动脉和腹直肌肌腹及腱划。

如能除外上述内容的包块,则为异常,多有病理意义,必须对包块的来源器官和病理性质作出正确判断。

(一)病史

1.年龄与性别

自幼发生的包块多考虑为先天性发育异常,如先天性幽门肥厚症和肾母细胞瘤;青少年多见结核性病变;老年人则应多考虑恶性肿瘤;女性患者应注意源于生殖系统的病变,如子宫肌瘤、卵巢囊肿等常见病。

2.发生、发展过程

腹块呈急性起病,伴有发热、腹痛、局部压痛等,多考虑为腹内急性炎症;有腹部外伤史,考虑血肿的可能;腹块生长缓慢,不伴有全身或局部症状者,可能为良性肿瘤;有低热和结核病史者,考虑肠系膜淋巴结结核或腹膜结核;腹块进行性肿大,伴消瘦、贫血等症状,提示恶性肿瘤;腹块时大时小,多源于空腔器官;时有时无,多为胃肠功能紊乱。

3.伴随症状

伴有腹痛、呕吐、腹胀和停止排便排气者,提示肠梗阻;伴有黄疸,提示肝、胆道或胰腺疾病;伴腹水,多见于结核性腹膜炎、原发性或继发性肝癌、腹膜转移癌、卵巢肿瘤或间皮瘤;血性腹水,进行性消瘦和贫血,多考虑恶性肿瘤;伴尿路症状,多属泌尿系统疾病,如多囊肾、肾肿瘤、肾积水、膀胱肿瘤等。伴月经紊乱及阴道出血,应注意妊娠子宫、妇科肿瘤。

(二)体格检查

全身体格检查可判断患者营养状态、有无黄疸等。对腹部包块进行重点检查,可为诊断提供依据。

1.部位

据腹部包块的部位,常常可以大致判断其起源器官。但随着腹块的长大和病理改变的发展,有时也不完全符合原器官的部位,如高位阑尾脓肿可位于肝下,游走脾可移至其他部位,肾下垂可移位于下腹部。

2.大小与表面情况

大而表面光滑者多为良性肿瘤、肿大的实质性器官或囊肿等;腹块大而表面不规则,或呈结节状,多见于恶性肿瘤。

3.数目

多个腹块、边缘不清楚互相粘连,多见于腹部结核;多个而大小不等、分散、坚韧,常见于腹部淋巴瘤。

4.质地

坚硬者提示恶性肿瘤;柔韧或中等质地者可能是良性肿瘤;柔软而有弹性者可能为囊肿或积液、积气的空腔脏器。

5.压痛

压痛明显并伴有腹肌紧张、发热者多为急性感染或炎性病变;无压痛者多见于良性肿瘤或囊肿。慢性炎性包块或恶性肿瘤可有轻度压痛或无压痛。

6.活动度

明显随呼吸上下移动者,考虑肿大的肝脏、脾脏、胆囊,或源于胃、横结肠和大网膜的肿块。大肠和肠系膜来源的肿块和游走脾、游走肾,活动度比较大。能被推动的包块提示为良性肿瘤或囊肿;固定而不易推动者常提示恶性肿瘤已浸润周围组织或器官。

7.搏动

包块有膨胀性搏动者,常见于腹主动脉瘤或主动脉旁疾病。三尖瓣关闭不全所致的肝脏搏动为肝本身的扩张性搏动,而肝脏单向性搏动,则常常是肝下面的主动脉搏动传导所致。

8.叩诊

叩诊浊音或实音,提示为实质性器官或包块;充气的胃肠呈鼓音。注意若实质性器官被胃肠覆盖时,也可呈鼓音。

另外,直肠指检,指套上有血迹提示肠道肿瘤;盆腔检查能发现源于卵巢、子宫的肿瘤。

(三)实验室检查

进行性加重的贫血多见于恶性肿瘤;轻度或中度贫血,见于感染性病变。白细胞计数增高多见于炎性肿块,白细胞计数降低见于门脉高压、脾功能亢进者。大便隐血阳性提示包块源于消化道;若持续阳性,可能是胃肠道肿瘤。尿常规检查有助于泌尿系统肿瘤的诊断。血沉增快多见于恶性肿瘤、结核性包块。甲胎蛋白(AFP)、癌胚抗原(CEA)、癌抗原19-9(CA19-9)等有助于消化道肿瘤的诊断。

(四)特殊检查

1.X 线检查

腹部平片可显示肝、脾、肾的肿大与腹内钙化。钡剂造影可发现胃肠道肿瘤,若显示食道静脉曲张则提示可能为门脉高压所致脾脏肿大。肾盂造影有助于肾脏肿瘤的诊断。

2.B 超检查

B超检查能显示腹块的位置、大小、实质性或囊性、累及范围及其与周围脏器或组织的关系,可作为腹部包块的常规检查。

3.核素扫描

核素扫描对肝脏占位病变有一定帮助。

4.内镜检查

胃镜、肠镜、腹腔镜、膀胱镜、宫腔镜,观察胃肠道、腹腔、膀胱和子宫,并可活检,尤其有助于肿瘤诊断。经内镜逆行胆胰管成像可检查胰胆系统,对肿瘤的诊断有较大价值。超声内镜能探查常规B超不易检查的部位,如腹膜后包块。

5.CT 和 MRI 检查

其价格较高,但由于其高度精确性,对腹部包块的诊断极有价值。

6.穿刺活检

对上述检查不能明确诊断者,有时可对肝、胰、肾等脏器及腹腔内包块进行细针穿刺,做病理或细胞学、免疫组化或基因检查。如仍不能确诊,必要时可行剖腹探查术。

三、鉴别诊断

(一)腹壁包块

如脂肪瘤、脐部囊肿等,其特点为位置较浅表,可随腹壁移动,坐位或收紧腹肌时,包块更明显,而腹肌松弛时,包块不明显。腹腔内包块则相反,腹壁肌肉紧张时包块不明显,不易触及,腹肌松弛时较容易触及。

(二)疝

如脐疝、腹股沟疝、股疝等,出现在相应部位,其特征是时隐时现,腹压增加时包块增大,咳嗽时可触到膨胀性冲击感,如疝内容物是肠管,可听到肠鸣。

(三)妊娠子宫

生育期妇女,有停经史和尿妊娠试验呈阳性可作出诊断。

(四)正常人能触到的包块

粪块,见于便秘患者,多位于左下腹,呈条索状,质硬,排便或灌肠后消失;充盈的膀胱,位于耻骨联合上方,呈圆形,排尿或导尿后消失;腰椎椎体和骶骨岬,见于形体消瘦及腹壁薄软者,在脐附近正中线位置,骨样硬度向前突起;腹直肌肌腱及腱划,见于腹肌发达者,位于正中线两旁,隆起呈圆形,较硬,其间有横行凹沟的腱划。

四、治疗原则

治疗原发病。

第七节　腰　　痛

在泌尿内科疾病中通常所说的腰部疼痛是指肾区疼痛。因为肾实质没有感觉神经分布,所以受损害时没有疼痛感,但 T_{10} 至 L_1 段的感觉神经分布在肾被膜、输尿管和肾盂上,当肾盂、输尿管内张力增高或被膜受牵扯时刺激到感觉神经,可发生肾区疼痛。

一、临床表现

根据疼痛性质可分为两类。

(一)肾绞痛

表现为腰背部间歇性剧烈绞痛,常向下腹、外阴及大腿内侧等部位放射。疼痛可突然发生,伴有恶心、呕吐、面色苍白、大汗淋漓,普通止痛药不能缓解。常

由输尿管内结石、血块或坏死组织等阻塞引起。梗阻消失疼痛即便缓解。常伴肉眼或镜下血尿。

(二)肾区钝痛及胀痛

(1)肾病所致疼痛:疾病导致肾肿大,肾被膜被牵撑引起疼痛。常见于急性肾炎、急性肾盂肾炎、肾静脉血栓、肾盂积水、多囊肾及肾癌等。

(2)肾周疾病所致腰痛:如肾周围脓肿、肾梗死并发肾周围炎、肾囊肿破裂及肾周血肿。肾区疼痛较重,患侧腰肌紧张,局部明显叩压痛。

(3)肾下垂也可致腰痛。

(4)脊柱或脊柱旁疾病:脊柱或脊柱旁软组织疾病也可引起腰部疼痛。此外胰、胆及胃部疼痛也常放射腰部。

二、鉴别诊断

(一)肾绞痛

肾绞痛发作时常伴血尿。腹部 X 线平片可见结石。尿路造影及 B 超检查可见结石。

(二)肾病所致的腰痛

均伴有相应肾病表现。急性肾盂肾炎除腰痛外,尚有膀胱刺激症状,以及畏寒、高热等全身表现。患侧腰区叩痛,尿白细胞增多,细菌培养阳性。肾小球疾病腰痛一般都较轻,并且不是患者来就诊的主要原因。

(三)肾周围脓肿所致腰痛

腰痛明显,畏寒、高热等全身中毒症状。体检患侧腰部肌肉紧张,局部压痛、叩痛。实验室检查外周血白细胞增多并出现核左移。腹部 X 线平片示肾外形不清,腰大肌阴影消失。B 超波发现肾周暗区。

(四)肾梗死所致腰痛

腰痛突然发生,患侧剧痛,伴恶心、呕吐及发热、血尿。体格检查患侧肾区叩痛,外周血白细胞增多,血清谷草转氨酶升高,尿乳酸脱氢酶升高,放射性核素肾血管造影对诊断有意义。

第二章 内科常用诊断方法

第一节 实 验 诊 断

实验诊断是利用现代医学科学知识,通过物理、化学、生物和免疫学等实验方法,对离体标本如体液(血、组织液、脑脊液等)、分泌物(唾液、胃液等)、排泄物(痰、汗、尿、粪等)和脱落物(脱落细胞、组织等)进行检查,研究机体的生理和病理性变化,并据以推断病因、发病机制和病情的严重程度,可为确定诊断、制订治疗方案、进行疗效观察及做出预后估计等方面提供实验依据。随着新技术、新方法在实验诊断中的应用,临床检查项目日益增多,敏感性、特异性和准确性也显著提高,并已发展为一门独立的医学学科——实验诊断学。

实验诊断虽然在临床诊断中占重要地位,但由于受标本收集、技术操作和仪器设备等因素的影响,加上个体差异及疾病对实验的反应不尽相同,其结果必须结合临床,予以正确的分析与判断,才能取得有价值的诊断资料。

一、实验诊断的主要内容

实验诊断的主要内容包括以下几方面。

(一)临床一般检查

对血、尿、便、痰、骨髓、脑脊液、胸腔积液、腹水及各种穿刺液、分泌物和引流物的常规性检查,包括物理学检查、化学检查及显微镜检查等。

(二)临床血液学检查

临床血液学检查包括贫血的检查、血沉、血型鉴定、白细胞化学染色、白血病免疫分型、出血及凝血机制障碍等检查。

(三)临床生物化学检查

临床生物化学检查包括血电解质和微量元素、血糖、血脂及脂蛋白、血清蛋白质及蛋白电泳、激素及内分泌检查、肝肾功能检查、酶学检查、卟啉和卟啉前体检查、血液酸碱度检查和血气分析等。

(四)临床免疫学检查

临床免疫学检查包括各种免疫功能、临床血清学及病毒性肝炎的免疫学检查等。

(五)临床微生物学检查

临床微生物学检查包括各类致病性及条件致病性微生物的形态、染色、培养、生物化学反应、对药物的敏感性及动物试验等。

(六)临床寄生虫学检查

临床寄生虫学检查包括血液寄生虫、包虫血清学检查、日本血吸虫检查及肠道寄生虫检查等。

(七)临床治疗药物监测

临床治疗药物监测包括毒物检测及药物浓度监测等。

(八)临床遗传学检查

临床遗传学检查主要指染色体检查,包括染色体镜下形态结构的识别检查、核型分析、带型分析等。随着现代科学技术的发展,放射性核素标记、自动化分析仪、电子计算机和激光等技术在实验领域中的广泛应用,疾病的诊断水平有了明显提高,今后实验诊断在医学中将显示更大的作用。

二、实验诊断的价值

实验诊断是运用基础医学、医用电子学等理论和技术直接为临床医学服务,随着医学模式的转变,实验诊断也增加了为预防医学服务的项目。目前,实验室检查已成为临床诊断不可缺少的依据,对临床诊断和鉴别诊断都具有决定性意义。此外,实验诊断可以帮助了解社会卫生状况及人群健康状况,为制订卫生条例和法规、设置卫生机构等方面提供基础性资料;帮助发现遗传性疾病、传染性疾病及各种潜在性疾病和损害人体健康的各种有害因素;进行流行病学调查和流行病发病趋势的估计;进行食物中毒致病因素的调查等。以上项目都需要进行有关的实验项目才能予以确定。实验诊断对提供个人健康资料也起重要作用,定期健康检查中的实验项目,如血脂检查、肝功能检查、乙型肝炎抗原和抗体检查、癌胚抗原检查及有关项目的实验检查,为个人的健康状况提供重要资料,可作为个人健康和生活指导的依据。

三、标本收集

标本是实验诊断检查的对象,检验结果的准确与否,与采集标本、转送标本及标本的保管是否得当有密切关系。标本采集后应及时送检,尤其排泄物、分泌物和穿刺物等类标本对时间的要求更为严格,不能立即送检时,应对标本做适当处理,如将血清或血浆分离后,置于 4 ℃冰箱内保存等,以避免影响实验结果的准确性。

(一)血标本采集

血液成分受机体代谢和生物钟的影响较大,因此血标本的采集时间一般都有严格规定和要求,如血液化学检查多在空腹采集,空腹血是指采血前应禁食 8～12 小时,可在晨起或饭前采血,禁食时间不仅可直接影响测定的吸光度,也可以改变血液成分,影响测定结果。饥饿过度也会影响血液内某些成分的浓度。功能检查如葡萄糖耐量试验等都应按限定时间采集标本;急诊标本则应根据病情需要随时采集标本,如急性心肌梗死时心肌酶的测定等。

血标本依据检查项目不同又可分为全血、血浆和血清 3 种。采集全血和血浆标本时,应根据需要加入相应的抗凝剂,如草酸钾和草酸钠,常用于酶学检查以外的各种生化检查,枸橼酸钠常用于血沉检查等。肝素可抑制凝血酶原转化为凝血酶,除某些凝血机制的检查外,应用甚广,采集血标本的容器一定要干燥、洁净,抽血用的注射器内芯也应干燥无水,否则会出现溶血现象,影响检查结果。采集标本做细菌培养时应严格按无菌操作要求进行。

(二)尿液标本收集

尿的性状和成分不仅可直接反映泌尿系统有无器质性或功能性改变,也可反映身体其他系统的病变,如尿胆红素、尿胆素、淀粉酶、糖、血红蛋白测定等。做定性检查时可随时留取新鲜尿液,但以晨起第一次排出的尿最佳,因为此时的尿液较浓缩,比重高,有形成分形态的保持较为完整。进行功能试验时应按项目要求按时留取尿液。留取 24 小时尿液时,标本瓶中应加入防腐剂,如检查细胞、管型等有形成分时,每 100 mL 尿液中可加入 40%甲醛约 0.5 mL,以防止细菌生长。

(三)粪便标本收集

粪便是消化道排出的废物,其主要成分为食物残渣、水分和肠道细菌。消化系统各脏器的功能状态及病变都可影响粪便的性状和组成。检查粪便中有无炎性成分、出血和寄生虫感染等,可判断消化系统的病变状态,协助消化道恶性肿瘤的诊断。采取标本时宜用新鲜排出的粪便,选取有脓、血、黏液等成分的部分。一般检查留少量粪便即可,容器一般用涂蜡纸盒。检查蛲虫时,应于夜间11时左右,用比载片略小的透明胶带或薄玻片由肛门粘取或刮取,贴于玻片上检查。

四、影响实验诊断的因素

实验结果的正确与否对临床诊断极为重要,但在实际工作中,由于多种因素的影响,测得值与实际值有时不完全相符。因此,在应用实验结果时,必须密切结合患者的临床表现和其他资料,正确判断其临床意义。影响实验诊断的常见因素有以下几方面。

(一)非疾病因素的影响

多数实验,尤其是血液化学检查,一般多需要空腹取血,例如高脂肪饮食后甘油三酯较空腹可升高10倍之多;高糖饮食后血糖迅速升高,3小时后才能恢复正常等。此外,体力活动也可引起血液成分的改变,例如轻度活动可引起血糖升高,继之以皮质醇及胰岛素的上升;许多与肌肉有关的酶如肌酸激酶、乳酸脱氢酶、谷草转氨酶在运动后都可以出现不同程度的增加。

(二)技术误差的影响

实验分析过程是一个复杂的过程,其中任何一个环节稍有误差,即可影响结果的准确性。因此实验室必须有一系列质量控制措施,涉及实验的每一步骤,包括实验方法、对实验干扰因素的控制、试剂质量、标准物质质量、仪器设备的标定、结果计算、人员素质、是否严格按照预定步骤进行操作等。技术误差在日常工作中常难以避免,当医师遇到实验结果与临床表现不符或二次实验结果误差过大时,应及时与化验室联系,必要时进行重复检查,以避免技术误差对实验结果的影响。

(三)药物影响

药物对血液、尿液等成分的影响是一个极其复杂的问题。药物可以使某些物质在体内的代谢发生变化,也可以干扰测定中的化学反应。因此医师在进行某项化验时,必须事先停服某种药物,才能得到准确结果。例如应用青霉素,可使谷草转氨酶及肌酸激酶升高,频繁注射时,后者可升高达5倍之多。有些药物虽不直接影响反应,但其颜色、理化性质与被测物质接近也能影响结果。细菌培养时常因应用大剂量抗生素而出现假阴性。有些药物损伤组织或脏器引起功能变化,如药物性肝炎及药物性肾功能障碍等,临床医师应予以注意。

(四)止血带对实验结果的影响

止血带的压迫可使静脉扩张、淤血,止血带压迫处液体可由血管内漏出,这些变化都会影响血液成分的变化。例如用止血带1分钟血浆清蛋白可增加6%,用止血带3分钟后可使胆红素等成分增加5%或更多,因此在采血时尽量缩短使用止血带的时间。

(五)生理性影响

可以表现为个体自身、个体间、人群和地区之间的差异。这些因素有遗传、生活和环境、时间、性别及月经、妊娠、月经周期等。但它们对检验的影响大小不一,一般只引起正常范围内的波动,这些波动多数有一定规律性,检查项目不同,变化幅度也各有不同,但有时也可超出生理界限。

(六)实验诊断的正常值

实验诊断的首要步骤是判定被检标本的检测值是否正常,为此各项检查都应有判定的标准,即正常范围或简称正常值或参考值。定性试验的结果一般以阴性或阳性反应表示。用物理量表达的试验,其结果必须有明确的数值,一般采用法定计量单位。

机体生理成分的正常值都是通过统计方法得来的,病理性产物或非生理性成分的出现均属异常,故无正常值可言。但随着人们对机体认识的深化,检查方法与手段的改进,以及试验灵敏度的提高,过去认为正常人体内没有的物质或病理性产物,现在发现也有微量存在,从而成为人体固有的生理成分,如某些微量元素、胎儿甲种球蛋白等。

用以区别正常或异常的准则及假设是很重要的,首先要假设所有参加正常值测定的人都是健康者,其次要假设所有试验结果都是正态而非偏态分布。绝大多数项目结果高或低于正常值都有临床意义,少数项目仅单侧(即高或低值)有临床价值。

绝大多数正常人的测定值都在正常值范围内。一般都选用 $\pm 2SD$(标准差)作为正常范围,此范围能包括95%正常人的测定值,还有5%正常人属异常结果,即可高于或低于正常值。

现在所用的正常值都是人群正常值,不是个体正常值,所以有些人的某些项目用人群正常值衡量可能低于正常范围,但对某些个人来说并非异常,在个人连续健康检查或日常检查中可获得相应项目的个人正常值,用它衡量此人患病时的检查结果,其临床意义更为确切。

临床上常出现略高或略低于正常值的结果,它可能属于5%的正常人,也可能是异常值,称为限界值。判定其意义时首先应排除技术误差、标本处理不当、生理过度影响和药物干扰等因素,然后再分析其临床意义,这对及时发现早期、隐匿型及潜伏期患者很有意义。

五、实验诊断的发展及趋势

近代医学发展十分迅速,基础医学尤其是免疫学及分子生物学一系列突破性的进展已在临床医学领域产生了深刻的影响。随着科学技术的飞速发展,实验诊断方法的改进和设备更新的速度很快,实验诊断学的内容不断充实、拓宽和深化。实验诊断总的发展方向是检测准确、快速、简便和实用,目前已具有以下几个主要特点。

(1)以自动化检测取代手工操作,现在多数仪器都由微机控制,编有固定或可变程序,不但精密度、准确度均进一步提高,且工作效率快捷,能满足日益增长的临床需要。

(2)普遍实现了微量化检测,用很少标本便可获得众多的参数。

(3)一些近代技术如分子生物学的聚合酶链反应、基因诊断及流式细胞术等均已用于实验诊断领域。

(4)仪器专业化,检验组合配套。根据临床工作需要,将有关的项目组合配套,已设计出专业性较高的检测仪器。如血细胞检查仪能将血细胞检查的主要项目一次测出,最多可达20余项。自动生化仪能将24～32项生化项目一次测出,极大地减轻了实验室的工作负荷。

(5)普遍建立了质量保证制度,使检验质量经常处于客观监测状态,同时不断提高检验人员的素质,保证检验质量。今后我国将分别使用更为先进的检验方法与国际接轨。

第二节 超 声 诊 断

超声诊断是利用超声在人体各种组织内的传播特性不同,在其接触面(又称界面)上产生反射,形成各种回波图像,根据图像的特征对生理、病理情况做出判别的诊断方法。超声诊断无损伤,检查方便,图像直观,诊断快速,深受临床医师和患者的欢迎。20世纪80年代以来,随着电子技术的发展和仪器的不断改进,特别是B型灰阶超声的问世,使超声显像技术得到很大提高,在临床上发挥了更大作用,成为现代化医院中必不可少的诊断手段。目前,超声显像与包括计算机体层扫描在内的放射学检查、放射性核素扫描和磁共振成像被认为是现代医学的四大影像诊断技术。

目前,各类具有先进水平的超声显像仪,普遍采用了振幅灰阶编码技术、数字扫查转换器和电子动态聚焦系统等新技术,加快了成像速度,改善了分辨率,使图像质量大为提高。其他新型的超声成像系统如C型、F型、D型的显示技术,超声CT,电视显示超声透视机,超声全息显像也相继出现。

一、超声诊断原理

超声是频率在20 000 Hz以上,超过人耳听阈的声波。超声诊断是利用超声的某些物理特性,使用不同类型的仪器,通过信号检验方法,用波型、曲线或影像形式显示出来,以诊断人体器质性及某些功能性疾病。目前常用的是反射法,主要依据超声的良好指向性和与光相似的反射性、折射性及多普勒效应等物理特性,将超声发射到体内,当其在组织中传播,遇到声阻抗不同的界面时,即发生反射。由于各种正常和疾病组织、器官对超声的吸收、界面形态和活动状态的不同及超声在液体、固体及气体介质中,由于传播速度不同,所产生的反射规律也不同,反射的"声能"也各异,在断面图像上形成明暗不同的回声区域。对这些由超声反射构成的图像,结合生理学和病理学知识,进行分析,即可对疾病的部位、性质和它引起的功能障碍做出判断。所以超声诊断的原理就是超声利用界面声反射成像的原理。界面反射是超声诊断的基础。超声诊断所用的频率一般为1～10 MHz。<1 MHz的超声波,其波长较长,分辨率较差,不能用于诊断。从理论上讲,频率越高,波长越短,分辨率越好,对疾病诊断更有利。但由于频率越高,超声波在组织内衰减越大,不利于作深部组织检查。此外,发射频率由探头晶体厚

度决定,频率越高,晶体愈薄,以目前普遍采用的压电陶瓷作晶体,很难做出超过 10 MHz 的探头。超声诊断常用频率只有 2.25 MHz、3 MHz、3.5 MHz、5 MHz 和 7.5 MHz 等几种,此时在软组织中超声的波长为0.2~0.7 mm。超声在介质中传播时本身携带能量。声强的大小对超声诊断极为重要。只有当超声强度很小时,它对人体才是安全的;当超声强度超过一定限度时,它对人体组织也会产生损害。目前国际上对超声诊断的安全阈值剂量尚未获得一致认识,但一般认为<10 mW/cm^{2}的诊断超声强度对人体是安全的。

二、超声诊断仪器分类

超声诊断仪的型号很多,但基本可以分为 A 型、B 型、M 型和 D 型四种。

(一)A 型超声诊断仪

A 型超声诊断仪为振幅调制型。用单晶片探头产生单条声束在人体组织中传播,遇到声学界面所产生的一系列反射回声,在示波屏时间轴上以振幅高低表达,示波屏 X 轴表示人体组织的深浅,Y 轴表示振幅的高低,即界面反射的强弱。A 型超声诊断仪主要依据波幅高低、波形、波的密度和活跃度作为诊断疾病的基础。A 型超声诊断仪属于一维显示,不能形成直观图像,只可用于探测界面距离、脏器径值及病变的物理特性。现除用于胸腔积液、腹水定位的诊断外,已基本被 B 型超声诊断仪所取代。

(二)B 型超声诊断仪

B 型超声诊断仪是目前临床应用最普遍的超声诊断仪,是从 A 型超声诊断仪的基础上发展起来的,为辉度调制型,即以不同辉度的光点表示界面反射信号的强弱。反射强则亮,反射弱则暗。声束顺序扫描(线形或扇形扫描)脏器时,反射光点群按次序分布成切面声像图,故可显示脏器的二维切面图像。当成像速度大于每秒 24 幅时,即可显示脏器的活动状态,称为实时显像。B 型超声诊断是目前临床应用最广的超声诊断法,几乎涉及临床所有学科,用于肝、脾、胆、胰、胃肠、肾、肾上腺、膀胱、前列腺、女性生殖系统、腹腔和腹膜后等部位疾病的诊断;颅脑、眼及眼眶、颌面、颈部、甲状腺、咽喉、乳腺、纵隔、胸膜、肺及头、颈、胸部疾病的诊断;先天性心脏病、风湿性心脏病、冠心病、心肌炎等心血管疾病的诊断。

(三)M 型超声诊断仪

M 型超声诊断仪是在 A 型超声诊断仪基础上改造而成的一种用于诊断活

动器官的超声诊断仪,为活动显示型,也属于辉度调制型。在 B 型超声扫描加入慢扫描锯齿波,使反射光点从左向右移动扫描。在 M 型显示中,X 轴为光点慢扫描时间,可显示一段时间内的超声及其他生理参数的曲线,Y 轴代表声束传播的深度和组织活动的幅度。从光点的移动可观察被探测物体的深度及活动状况,主要用于心脏及大血管的探查,称为 M 型超声心动图。M 型超声诊断仪于20 世纪 60 年代开始应用于临床,20 世纪 70 年代初在临床普及,对各种心脏疾病,尤其是心脏瓣膜病具有重要临床诊断价值。

(四)D 型超声诊断仪

D 型超声诊断仪是各种超声多普勒诊断仪的总称,都利用多普勒效应,显示探头与被探测物体之间相对运动产生的多普勒频移。当声源和接收器之间发生相对运动时,接收器接收到的声波频率与声源发射频率之间存在一个频率的偏移,简称频移,这种现象称为多普勒效应。在对人体做超声检查时,血液中红细胞的散射构成了超声多普勒频移信号的主要组成部分,血流方向朝向换能器时产生正性频移,即频移向上,当血流背离换能器而去时,产生负性频移,频移向下。这就是各种 D 型诊断仪的基本原理,主要有具有距离选通功能的脉冲式多普勒和不具备距离选通的连续多普勒两种基本方式。D 型超声诊断仪主要用于心脏、大血管及脏器内血管的血流动力学状态的检测,特别适合于观察瓣膜病及先天性心脏病的反流及分流情况。

(五)彩色多普勒血流显像仪

彩色多普勒血流显像仪是 20 世纪 80 年代中期发展起来的新型超声多普勒诊断仪,其最大特点在于探头在扫描时,不断从每条声束线的多个水平提取多普勒频移信息,经过彩色编码处理,在显示器上显示二维彩色多普勒血流图像。通常将血流色彩规定为朝向探头方向的血流为红色,背离探头方向的血流为蓝色,以色彩的亮度来表示速度的大小,而以红蓝混合的杂乱色彩表示血流出现湍流时血流方向的不一致。因此,它可以实时显示血流信号的空间信息,对于奇异方向和多个部位的血流异常具有独特的诊断能力。进行彩色多普勒血流显像检查时,借助二维超声图像,可观察心脏解剖结构,了解腔室大小、血管走向、瓣膜形态及连续关系等,通过彩色多普勒图像可观察心内血流的方向、速度、有无反流与分流等,两者互相结合,图像直观,检查快速易行,结果比较可靠,其准确率甚至可高于心导管检查。

除上述 5 种超声诊断仪外,还有超声电子计算机体层成像、超声显微镜和超声全息照相等多种新的超声成像设备正在研制或发展过程中,其中与超声电子计算机体层成像十分接近的超声全景扫描已在临床正式投入使用。

三、介入性超声

介入性超声是指在实时超声引导下,将穿刺针、导管等插入体内,或将特殊探头置入体内进行各种诊疗操作。这项技术经过多年的反复研究和实践,形成了现代超声医学的一个新分支。由于该技术具有安全、简便、效果好、费用低、不受放射线辐射影响等优点,迅速普及,在临床各种疾病的诊治中占有重要位置。

介入性超声与介入性放射学科有着密切的联系。在目前临床开展的介入性放射学项目中,部分可由介入性超声替代,部分则可由两者配合完成,互相取长补短。

(一)介入性超声

在临床上可分为以下几类。

1.超声引导下经皮穿刺

这类技术在临床上应用的时间最久,范围也最广,其中许多项目已经普及,即应用实时超声特制的探头,直接在超声监视下,将穿刺针从探头缝隙中,经皮肤向各种脏器和组织进行穿刺,吸取细胞或组织进行诊断。

2.体腔内超声

体腔内超声起初应用于泌尿系统疾病检查,如经直肠的前列腺和经尿道的膀胱超声检查等。目前,除上述两项检查外,还有经食管、经胃和十二指肠、经阴道及经血管腔等多种途径。进行这几种体腔内超声检查时,由于可以将超声探头通过体腔,直接放在病灶处,减少了周围脏器的干扰,分辨率高,从而提高了超声的诊断水平,同时也可在超声引导下,进行穿刺诊断。

3.手术中超声

手术中超声在神经外科、泌尿外科和心胸外科的应用较多,其中主要特点为可准确定位、穿刺或活检,确定病灶的位置、范围、与周围血管或脏器的关系,以利于手术的顺利进行。

4.子宫内胎儿介入性超声

对围产医学、计划生育有重要作用。

(二)介入性超声诊断

目前已经广泛应用于临床,几乎与所有临床学科有关,涉及的主要学科有内科、外科、妇产科、小儿科等。在内科领域方面主要应用于以下目的。

（1）为实验室检查获取标本：如超声引导下的心包穿刺、心包活检和心包胸膜开窗术，对部分心包炎、心包肿瘤的病因和病理诊断有重要意义；心内膜心肌活检可对确定心内膜、心肌病变提供临床参考；超声引导下细针穿刺对胃肠肿块的确诊具有很高的实用价值，对内镜检查有困难的中晚期胃肠道肿瘤患者也是一种较为理想的获取病理诊断的方法；对于回盲部及升结肠病变，纤维肠镜往往难以达到其位置，超声导向则不受上述因素限制，能迅速做出诊断。

（2）开展各种造影：如左心系统声学造影诊断心内左向右分流有较高的敏感性和特异性，尤其对小的室间隔缺损的确诊有较高价值；从主动脉根部注入声学造影剂进行心肌灌注造影对诊断冠心病也有一定意义；超声导向经皮经肝胆管穿刺、门静脉穿刺和经皮肾盂穿刺，注入造影剂进行 X 线造影检查等。

（3）获得高分辨率的声像图：通过各种体腔内探头或术中超声，显示更清晰的超声图像和体表探头不能检出的病变，如通过食管探头显示左心耳的附壁血栓和主动脉夹层动脉瘤，通过血管内超声，可清楚显示血管壁的微细病变，包括管腔的形状与大小，管壁厚度与病理特征，还可用于动脉粥样硬化斑块的显像及构成成分分析；将导管插入心腔内的不同水平，可获得高清晰度的显像，用以观察心内膜、心瓣膜等疾病及心腔内起搏器的情况等。目前，血管内超声的应用仅限于诊断，尚不能同时进行治疗。

心肌造影超声心动图是一种将常规二维超声心动图与声学造影剂相结合而产生的一种检测心肌微循环的新技术，与血管内超声、经食管超声、三维超声、组织多普勒显像等一样，是近年来心脏超声研究领域中发展异常迅速的课题之一。同时心肌造影超声心动图用于冠状动脉疾病的诊断，既是声学造影史上又是冠状动脉疾病诊断方法学上的重大进步。

目前超声诊断已普及全身各个系统，为现今临床诊断最常用的无创性检查手段。今后超声诊断随着现代各种技术的相互渗透和促进，必将有更新的发展。

第三节　影像学诊断

医学影像学，包括传统的 X 线诊断学、计算机体层扫描（CT）、磁共振成像（MRI）、数字减影血管造影和介入放射学等。这些新检查技术的应用，使人体器

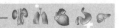

官和组织的影像更为精细,使疾病的诊断水平有了空前的提高。现代医学影像诊断技术在临床工作中已越来越受到广大医务工作者的重视,并且已成为一种不可缺少的、极为重要的诊断手段。

一、X线诊断

X线诊断是利用X线的特性,通过透视或摄影的方法,使人体内部结构或器官在X线荧光屏或胶片上形成影像,从而了解人体解剖和生理功能状况及病理变化。X线诊断在影像诊断学中应用最早,传统的X线检查曾对临床疾病的诊断起过重要作用,并一直沿用至今。

X线检查可分为一般检查、特殊检查和造影检查3种。一般检查是X线检查中最基本的检查方法,包括透视和摄影,在临床上应用最多。透视应用最广的部位是胸部和胃肠道,其次应用于大的骨折、脱臼及异物的检查等。目前,X线透视利用影像增强器已可在亮室内进行,若加上X线电视系统可做电视透视。X线摄片是临床使用的重要检查方法之一,可用于人体各个部位,常用的体位有正位、侧位,必要时还可采用斜位、前弓位和切线位等,以充分显示病变。摄影能显示人体的细微结构和厚而致密的组织。数字化摄影是照相经电子计算机处理后,再将图像用多幅照相机照到胶片上,显示的图像层次比普通X线照片多,但设备价格昂贵,目前尚未能在临床广泛使用。特殊检查包括断层摄影、荧光缩影、放大摄影、高千伏摄影及记波摄影等。造影检查是把造影剂注入所要检查的器官或其周围,使之产生对比显影,以达到检查和诊断的目的。

X线检查目前仍在临床广泛使用,对疾病的诊断起重要作用,但传统的X线检查对人体病理变化的反应不够灵敏,对体内各种组织的密度分辨力较差,对内脏肿瘤的发现受一定限制。此外,常规X线检查只能显示脏器的纵轴平面投影,不能做横轴的平面投影,对较小的肿瘤、轻度炎症、组织水肿及少量出血等常不能清楚显示。X线诊断是以X线影像为根据的,因此X线照片的质量应合乎要求才能做出正确诊断。阅片时对所见的X线表现首先应确定其为正常、正常变异或病理异常。如为病理异常则应明确其解剖部位和病理性质,做出相应的X线诊断。值得注意的是,影像学表现只是体内病理改变在照片上的反映。有时不同的病理改变可有相同或类似的影像学表现,所以在作X线诊断时一定要密切结合临床,才能做出正确的诊断。

二、计算机体层摄影

计算机体层摄影是电子计算机技术和X线扫描技术相结合的一种影像学

诊断方法,基本原理是当 X 线通过人体某一层面时,部分光子被吸收,X 线强度因而衰减,剩余的光子被位于人体对侧的探测器吸收,探测器将所接收的光信号转换为电的信号,输送到电子计算机进行运算处理,获得每个像素的线性吸收系数,然后重建图像,由阴极射线管显示出来,供医师分析诊断。

自从 1971 年世界上第一代 CT 机问世以来,其发展非常迅速,近年来,由于 CT 机的设计、制造、软件功能及 X 线技术的快速发展,CT 扫描无论从速度、分辨率等方面均在明显提高,近年来还出现了三维成像、螺旋扫描等新技术,从而使 CT 的应用范围更加广泛。

根据采用 X 线束、探测器、扫描方式和所需扫描时间长短的不同,CT 可被划分为第 1~5 代的不同机种。第一代和第二代 CT 用于头颅照射,它们扫描所需时间分别为 5 分钟和 1 分钟。第三代以后的 CT 可应用于全身照射,所需扫描时间第三代为 10 秒而第四代为 1 秒。为了提高心血管检查的效率,现在又设计出第五代 CT,又称心血管 CT,此机可在 1 秒时间内得到 17~20 个图像,适用于心血管动态扫描。

CT 图像具有比常规 X 线照片高 10 倍以上的密度分辨率,可以反映出普通 X 线检查看不到的病变。例如普通 X 线照片不能显示脑内出血灶,在 CT 图像上却可显示出来。临床上往往不易区分脑出血或脑梗死,CT 也可明确鉴别出这两种疾病。CT 对颅脑其他疾病也有较高的诊断价值,诸如外伤、感染、脑血管疾病、先天畸形、肿瘤等,CT 均为首选的检查方法。对肝、胰、脾、肾等实质脏器疾病,特别是占位性病变,CT 也有较高的阳性诊断率,若与 B 型超声检查配合使用,可达到更高的诊断率。CT 对五官、盆腔、脊柱、四肢、纵隔等部位疾病的诊断也有其独到之处;对肺及胃肠道疾病的诊断也可起到补充作用。

CT 的特殊技术包括以下几项。

(一)增强扫描

扫描前静脉注射有机碘制剂(如泛影葡胺),药物可通过血液循环到达病变部位,增加了病变部位血管和周围组织的对比度,使病变的显示更为清晰。

(二)动态扫描

观察造影剂在组织内的变化情况,有助于鉴别诊断。

(三)高分辨率薄层扫描

常规 CT 由于层面较厚部分容积效应的干扰,某些征象显示不够清楚,而高分辨率薄层 CT 的层面较薄,可以利用原有的投影数据,用特殊程序,重建出局

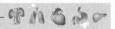

部高分辨图像,常用于肺部微小结节的显示,并可辨认肺小叶的核心结构和间隔结构。

(四)超速 CT

近年来,超速 CT 的出现为我们提供了早期检测冠心病的无创性方法。

(五)CT 造影

在某些传统造影技术操作,如胆管、泌尿道、脊髓、脑室等造影后,再进行 CT 扫描,可以进一步提高诊断率。

(六)介入性 CT

介入性 CT 即在 CT 引导下进行穿刺、引流及活组织检查等介入性诊断。

(七)电子束 CT

电子束 CT 是继螺旋 CT、MRI 之后又一新型医学影像系统,是目前世界上最快的断层扫描装置。电子束 CT 在心血管病的诊断中具有很大潜力。

CT 的发明是医学史上,特别是影像诊断学上有划时代意义,很快推广使用到全身各个系统。CT 机的不断改进,使扫描时间缩短,扫描层厚度不断变薄,影像越来越清晰。技术本身目前基本已达到成熟阶段,将来的发展主要在简化结构、降低成本上下功夫,使 CT 成为现代化医院不可缺少的常规影像学检查设备。

三、MRI

MRI 是利用人体组织中某种原子核的磁共振现象,将所得的射频信号经过电子计算机处理,重建出人体某一层面的图像,并据此做出诊断。磁共振成像对器官及组织影像的对比度和敏感性比 CT 高,可显示一些在 CT 上不能显示的病变,如肝癌周围的子灶、脑白质轻度变性、较小的脑肿瘤等。对神经系统和血管系统疾病的诊断也比 CT 略胜一筹,因此在临床上常使用于以下情况。

(一)头部

MRI 可清晰分辨脑灰质和白质,对多发性硬化等一类脱髓鞘病的显示较 CT 清楚,但对脑外伤、脑出血、脑梗死、脑肿瘤等的显示与 CT 类似。硬膜下血肿、脑梗死或脑肿瘤的早期,MRI 的显示优于 CT,但 MRI 对钙化和脑膜瘤的显示不好。脑干及小脑病变的显示,MRI 图像没有伪影,是首选检查的方法。

(二)脊柱

MRI不需要造影剂即能清晰区分脊髓、硬膜囊和硬膜外脂肪。MRI对肿瘤、脊髓空洞症、脱髓鞘病变等疾病均有较高诊断价值,对脊椎外伤引起的骨折或脱位,MRI的显示不如常规X线片或CT,但能较好地观察脊髓损伤情况。MRI显示椎间盘也较好,可以分辨纤维环和髓核,特别是矢状面图像,可以同时显示多个椎间盘突出。

(三)四肢

骨皮质为无信号区,骨髓腔在 T_1 加权像上为高强信号。MRI对骨质本身病变显示不如X线片或CT,但对软组织及肌肉病变、肿瘤及炎症都能清晰显示,特别对早期急性骨髓炎,MRI是一种灵敏度很高的检查方法。此外,MRI也是检查膝关节半月板病变的首选方法。

(四)盆腔

对直肠及泌尿生殖系统的检查,MRI优于CT。MRI无辐射损害,特别适用于孕妇及胎儿检查。

(五)肺部

MRI对肺部的检查不如常规X线胸片及CT,但对纵隔的检查则优于CT,MRI不需要使用造影剂即可对纵隔和肺门部位的血管和肿大淋巴结做出鉴别。

(六)心血管

MRI采用心电门控技术,可显示心肌和心腔病变,还可计算出一些心脏血流指数,是很有价值的心血管检查技术。在后天性心脏病方面,MRI可对急性心肌梗死和慢性心肌梗死做出鉴别,并可显示残余的正常心肌,可帮助确定能否做冠状动脉搭桥手术。MRI可以准确地判断有无肥厚性心肌病,病变的范围和程度,对充血性心肌病可显示心室扩大程度,并可发现肥厚性心肌病的某些变异类型。MRI还能对心包膜增厚及少量心包积液做出判断,并能区分血性还是其他成分的液体。心电门控MRI不用对比剂即可清楚地显示主动脉的解剖结构、病变大小和范围,有无血栓、管腔扩张或狭窄及与邻近血管的关系,可以完全取代B型超声显像和CT。心电门控MRI对先天性心脏病解剖畸形的诊断率已达80%以上,而且能够对左向右分流的先心病提供生理性信息。但MRI瓣膜病变的分辨率仍不够理想,因此瓣膜病变(如关闭不全)仍需主动脉造影或左心室造影。

(七)腹部

腹部 MRI 主要用于肝、胰、脾、肾等实质脏器,但其总的效果不如 CT。

在 MRI 时,脂肪组织呈白色强信号,而血管图像由于有血液流空效应呈现黑色低信号,因而它能全面地观察病变与其周围的关系,明确其范围。目前,MRI 存在的问题是扫描时间长。进一步提高成像速度,并获得更为大量的信息是今后需要探讨的问题。

磁共振血管造影是磁共振发展的又一个里程碑,但由于 MRI 技术中尚存在着血液流动的湍流,易造成信号丢失,在评价其结果时可导致扩大狭窄程度,所以目前仅被用于随诊待查或患者筛查。磁共振频谱、频谱成像、弥散加权成像和灌注成像的研究虽有进展,但还未普遍应用于临床。

四、数字减影血管造影

数字减影血管造影是由电子计算机进行影像处理的 X 线诊断技术,是电子计算机与常规血管造影相结合的数字减影的血管造影。它把血管造影的影像数字化,通过数字化处理、再成像等过程显示血管系统。减影像是指把没有注射造影剂的图像与有造影剂的图像相减后所得的图像,减影过程是图像经模-数转换器数字化后在电子计算机内进行的,减影相数字化后,数-模转换器把数字信号变成模拟信号,在输入监视器屏幕上出现实时图像。

常规血管造影具有操作简便,成功率高,受检者痛苦较少,并可通过导管到达全身任何部位的血管,从而能进行选择性血管造影等优点。但常规血管造影的创伤性较大,需要注射较多量浓度较高的造影剂,胶片的消耗量也较大,且不能进行实时显示,对老弱者及小儿仍有禁忌。

数字减影血管造影的主要优点是可以直接通过肘静脉注射造影剂,造影剂经过上腔静脉到右心,然后经过肺内小循环至左心室,再到全身循环。造影剂也可经导管法输入,导管可经肘静脉或股静脉插入,然后将导管顶端置于上、下腔静脉或右心房内注入造影剂。由于采用了电子增强技术和计算机处理,可以使四肢末梢动脉及腹腔动脉显影。目前,数字减影血管造影已从静脉法进一步发展到动脉插管法,即经股动脉或腋动脉插入导管,将导管顶端置于主动脉或靶血管注入造影剂。此外,还可将导管插入有关心腔内注入造影剂做心腔造影。由于动脉法造影图像的清晰度一般优于静脉法,所以在临床上应用较多。与常规血管造影相比较,数字减影血管造影的对比度分辨率较高,造影剂浓度达到5%即可显影,而常规血管造影时,造影剂的浓度要达到30%～40%时才能显影,因此减少了用药量和患者的不良反应；数字减影血管造影可减少血管以外的背景，尤其使与骨骼重叠的血管能清楚显示；数字减影血管造影由于造影剂用量小，浓度低，可选用较细的导管，损伤小，比较安全，对肝、肾功能的影响也较常规血管造影为少。此外，数字减影血管造影可节省时间，甚至可不需住院，在门诊进行检查。

数字减影血管造影的不足之处是移动伪影较多，伪影来自患者的不自主动作，如吞咽、呼吸、心跳、血管搏动、肠蠕动等均可导致伪影，影响减影效果。此外，数字减影血管造影对较小血管的显示尚不及常规动脉造影清晰，但至少可以作为常规动脉造影的筛选性检查，并可代替相当一部分常规血管造影。数字减影血管造影的发展方向是达到和超过常规动脉造影的分辨能力，减少造影剂用量，减少对患者的辐射性损伤。

第三章 神经内科疾病

第一节 脑神经疾病

一、面神经炎

面神经炎也称特发性面神经麻痹或 Bell 麻痹,是最常见面神经疾病,可能因茎乳孔内面神经非特异性炎症导致周围性面瘫。年发病率 23/10 万,男女发病率相近,任何年龄均可发病,无明显季节性。

(一)病因及病理

面神经炎病因未完全阐明。骨性面神经管仅能容纳面神经通过,面神经一旦发生缺血、水肿,必然导致面神经受压。诱发因素可为风寒、病毒感染(单纯疱疹病毒、水痘-带状疱疹病毒、巨细胞病毒、EB 病毒、腮腺炎病毒与人类疱疹病毒 6)及自主神经功能不稳,局部神经营养血管痉挛导致神经缺血水肿,也可为吉兰-巴雷综合征体征之一。单侧的、临床的、免疫学的、血清学的和组织病理学的发现通常提示在膝状神经节内的单纯疱疹病毒的再活化是面神经炎的主要病因。Burgess 等在一例 Bell 麻痹发病6周后死亡的老年男性膝状神经节鉴定出单纯疱疹病毒染色体组,Murakami 等在 14 例 Bell 麻痹患者神经减压术时,抽取面神经的神经内膜液,用聚合酶链反应扩增病毒基因组序列,11 例患者面神经及膝状神经节鉴定出单纯疱疹病毒-I抗原,并在小鼠耳和舌上接种单纯疱疹病毒产生面瘫。因此,有的学者建议,特发性面神经麻痹应称为单纯疱疹性面神经麻痹或疱疹性面神经麻痹。

有学者发现女性妊娠 7～9 个月时,特别是产前、产后 2 周发病率可增加 3 倍,有些面神经麻痹女性患者每次妊娠都可复发,但许多学者未发现妊娠的影响。也有学者认为,糖尿病和高血压患者可能较正常人群易感。

目前资料显示,面神经炎早期病理改变为神经水肿和脱髓鞘,严重者可出现轴索变性。

(二)临床表现

(1)本病通常急性起病,约半数患者面神经麻痹在 48 小时内达到严重程度,所有患者 5 天内达到高峰。部分患者麻痹前 1～2 天患侧耳后持续疼痛和乳突部压痛,主要表现患侧面部表情肌瘫痪,额纹消失,不能皱额蹙眉,眼裂不能闭合或闭合不全,闭眼时眼球向上外方转动,显露白色巩膜,称为 Bell 征;鼻唇沟变浅、口角下垂,露齿时口角偏向健侧,口轮匝肌瘫痪,鼓气或吹口哨漏气,颊肌瘫痪,食物滞留于患侧齿颊间;少数患者出现三叉神经 1～2 个分支感觉减退。多为单侧性,双侧多见于吉兰-巴雷综合征。

(2)鼓索以上面神经病变出现同侧舌前 2/3 味觉丧失;发出镫骨肌支以上受损时出现同侧舌前 2/3 味觉丧失和听觉过敏;膝状神经节病变除周围性面瘫、舌前 2/3 味觉障碍和听觉过敏,可有患侧乳突部疼痛、耳郭和外耳道感觉减退、外耳道或鼓膜疱疹等,称 Hunt 综合征。

(三)诊断及鉴别诊断

1.诊断

根据急性起病周围性面瘫,伴舌前 2/3 味觉障碍、听觉过敏、耳郭及外耳道感觉减退、患侧乳突部疼痛等。

2.鉴别诊断

面神经炎须注意与下列疾病鉴别。

(1)吉兰-巴雷综合征:多为双侧性周围性面瘫,伴四肢对称性弛缓性瘫,脑脊液蛋白-细胞分离等。

(2)耳源性面神经麻痹:常继发于中耳炎、迷路炎及乳突炎等,或由腮腺炎、颌面部肿瘤、下颌化脓性淋巴结炎等引起,常有明确原发病史及症状。

(3)莱姆病:常见单侧或双侧面神经麻痹,但可累及其他脑神经。

(4)颅后窝肿瘤或脑膜炎:周围性面瘫多起病缓慢,有原发病史及其他脑神经受损表现。

(5)面神经炎周围性面瘫须与核上(中枢)性面瘫鉴别,核上性面瘫额肌和眼轮匝肌不受累或较轻,可有情感性和自主性面部运动分离,常伴肢体瘫或失语(主侧半球病变),皮质侧裂周围区发育畸形也可见双侧面瘫和咽部麻痹,见于假

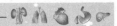

性延髓性麻痹。

（四）辅助检查

脑脊液检查单个核细胞可轻度增加。增强 MRI 可显示 Bell 麻痹的面神经。肌电图检查可有效鉴别暂时神经传导障碍与病理阻断，如 10 天后出现去神经支配证据，可预测恢复过程时间较长（平均 3 个月）。神经开始恢复常需 2 年或更长时间，且常不完全。

（五）治疗

治疗原则是改善局部血液循环，减轻面神经水肿，缓解神经受压，促进神经功能恢复。

(1)急性期尽早应用皮质类固醇，如地塞米松 10~20 mg/d，7~10 天为 1 个疗程；或泼尼松 1 mg/(kg·d)，顿服或分 2 次口服，连续 5 天，以后 7~10 天逐渐减量。

(2)Hunt 综合征可口服阿昔洛韦 5 mg/kg，每天 5~6 次，连服 7~10 天。

(3)B 族维生素可促进神经髓鞘恢复，维生素 B_1 100 mg、维生素 B_{12} 500 μg，肌内注射。

(4)巴氯芬可减低肌张力，改善局部循环，从小剂量 5 mg 开始口服，每天 2~3 次，逐渐增量至 30~40 mg/d。个别患者不能耐受恶心、呕吐和嗜睡等不良反应。

(5)急性期在茎乳孔附近可行超短波透热疗法、红外线照射或局部热敷等，以改善局部循环，消除神经水肿。恢复期可用碘离子透入疗法、针刺或电针治疗等。

(6)患侧面肌稍能活动，应尽早开始功能训练和康复治疗，对着镜子皱眉、举额、闭眼、露齿、鼓腮和吹口哨等，每天数次，每次 10~15 分钟，辅以面肌按摩。

(7)手术疗法适于 Bell 麻痹 2 年未恢复，可行面神经-副神经、面神经-舌下神经或面神经-膈神经吻合术，疗效尚难肯定，只适宜严重患者，严重面瘫患者可做整容手术。

(8)患者不能闭眼、瞬目使角膜长期暴露，易发生感染，可戴眼罩防护，用左氧氟沙星眼药水及重组牛碱性成纤维细胞生长因子（贝复舒）滴眼剂等预防感染和保护眼角膜。

二、三叉神经痛

三叉神经痛是原因不明的三叉神经分布区短暂反复发作性剧痛，又称特发性三叉神经痛,Cushing 称为痛性抽搐。根据病因可分为特发性和继发性,继发性病因包括脑桥小脑角肿瘤,胆脂瘤、听神经瘤、脑膜瘤和动脉瘤等多见,以及三叉神经节肿瘤、脊索瘤、垂体瘤长入麦氏囊、颅底恶性肿瘤(如鼻咽癌、其他转移癌)、血管畸形、蛛网膜炎和多发性硬化等。古代的人们就认识这种疾病,Arateus 在公元前 1 世纪,以后 Lock、Andre、Fothergill 等曾分别描述此病。年发病率为 4.3/10 万,女性高于男性(3∶2),成年及老年人多见,40 岁以上患病占70%～80%;特发性发病年龄为 52～58 岁,症状性发病年龄为 30～35 岁。

(一)病因及发病机制

本病病因和发病机制尚不清楚,根据临床观察及动物实验认为有两种病因。

1.中枢性病因

Penfield 等认为,三叉神经痛是周围性痫样放电,为一种感觉性癫痫样发作,发放部位可能在三叉神经脊束核。也有认为病因可能在脑干,轻微刺激面部触发点,刺激可在脑干内迅速"叠加",引起一次疼痛发作。本病突然发作、持续时间短、有触发点、抗癫痫药治疗有效、疼痛发作时在中脑可记录到局灶性痫样放电等特征,均支持中枢性病因设想。但尚不能解释许多临床现象,如大多数患者仅单侧疼痛,疼痛发作仅局限于一支或两支范围长期不发展,脑干病变(如肿瘤等)并不产生三叉神经痛,长期发作而无神经体征等。

2.周围性病因

周围性病因是半月神经节到脑桥间后根部分病变。1920 年 Cushing 发现肿瘤压迫后根产生三叉神经痛,后来许多神经外科医师手术时发现各种压迫性病因,如胆脂瘤、脑膜瘤、听神经瘤、血管畸形、患侧岩嵴较高、蛛网膜炎及血管等均可促发三叉神经痛。Jennetta 提出,90%以上此病患者在三叉神经脑桥入口处有扭曲血管压迫三叉神经根,引起局部脱髓鞘。85%的压迫血管为动脉,如小脑上动脉、小脑前下动脉等,少数为静脉或动脉与静脉共同受压。Gardner 等推测脱髓鞘局部可能产生异位冲动,相邻纤维间产生短路或伪突触形成和传递,轻微触觉刺激通过"短路"传入中枢,中枢传出冲动亦通过"短路"传入,如此很快叠加导致三叉神经痛发作。近年来三叉神经血管减压术获得良好效果,使人们普遍接受周围性病因理论。Kerr 认为,中枢性与周围性因素并存,病变在周围部,发病机制在中枢部。

(二)病理

以往认为特发性三叉神经痛无特殊病理改变,近年来开展三叉神经感觉根

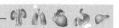

切断术,活检发现神经节细胞消失、炎性细胞浸润、神经纤维脱髓鞘或髓鞘增厚、轴突变细或消失等,部分患者发现颅后窝小异常血管团压迫三叉神经根或延髓外侧面,手术解除压迫可缓解或治愈。病理变化表现节细胞轴突有不规则球状茎块,是髓鞘不正常染色形成,常沿神经束分布,发生在相邻束上。受损髓鞘明显增厚,失去原有层次结构,外层神经鞘膜破裂,髓鞘自破裂口挤出,有的碎裂成椭圆形颗粒,甚至呈粉末状;轴突扭曲不规则,节段性断裂或完全消失,轴浆改变可见 Ranvier 结附近集结大量线粒体。无髓鞘纤维也退行性变,但神经鞘膜细胞外层保持正常,神经节细胞附近卫星细胞胞质内常有空泡出现。

(三)临床表现

1.一般表现

三叉神经痛高龄患者较为常见,女多于男。

本病通常限于一或两支分布区,第2、3支多见。发作多为一侧性,仅少数(5%以下)为双侧性,先从一侧开始。疼痛多自上颌支或下颌支开始,以后可扩散为两支,眼支起病少见,两支同时发病以2、3支常见,3支同时受累罕见。下颌支受累最多(约60%),多由下颌犬齿部开始,向后上放射至耳深部或下颌关节处,少数可呈相反方向放射,局限于下颌支范围内;上颌支次之(约30%),由鼻孔处开始,放射至眼眶内、外缘,有时扩散至眼支区产生眼部疼痛。

2.发作特点

本病发作特点:①常无预兆,骤然发生,突然停止,每次发作数秒至1～2分钟,面颊、上下颌及舌部最明显,口角、鼻翼、颊部和舌部为敏感区,轻触可诱发。②患者常述剧烈电击样、针刺样、刀割样或撕裂样疼痛,发作时常以手掌或毛巾紧按患侧面部或用力擦面部减轻疼痛,极少数患者发作前或发作时伴咀嚼动作,严重者伴偏侧面肌痉挛。③通常早期发作次数较少,间歇期较长,可数天一次,以后发作逐渐频繁,甚至数分钟发作一次,终日不止。④病程可呈周期性,发作期可为数天、数周或数月不等,缓解期如常人,可达数年,少数仍有烧灼感,夜间发作较轻或停止,严重者昼夜发作,夜不成寐或睡后痛醒;病程越长,通常发作越频繁越重,很少自愈;部分患者发作周期似与气候有关,春、冬季易发病。⑤可有扳机点或触发点,上下唇、鼻翼、口角、门齿或犬齿、齿根、颊和舌等部位特别敏感,稍触及即可诱发疼痛,刺激上唇外1/3、鼻翼、上门齿和颊部等扳机点可诱发上颌支发作,饮冷或热水、擤鼻涕、刷牙、洗脸和剃须等可诱发,严重影响患者生活,患者常不敢进食、大声说话或洗脸等;咀嚼、呵欠、讲话、冷或热水刺激下犬齿可诱发下颌支发作,皮肤扳机点较少诱发;可合并舌咽神经痛,发作时间数秒至1～2分钟。⑥有时伴面部发红、皮温增高、结膜充血、流泪、唾液分泌增多、鼻黏膜充血及流涕等。

3.神经系统检查

一般无阳性体征，患者因恐惧疼痛发作而不敢洗脸、剃须、刷牙和进食，表现面部、口腔卫生很差，全身营养不良，面色憔悴，精神抑郁及情绪低落等。慢性患者可发生面部营养障碍，如局部皮肤粗糙、眉毛脱落、角膜水肿混浊、麻痹性角膜炎、虹膜脱出及白内障、咬肌萎缩等，局部触痛觉轻度减退，封闭治疗者面部感觉可减退。

4.前三叉神经痛

前三叉神经痛偶发，最终注定要发展为三叉神经痛的患者可能有牙痛或鼻窦炎特点的前驱性疼痛，持续长达数小时。疼痛可被下颌运动、饮冷或热饮料所诱发，然后在数天甚至数年后在同一区域发生典型的三叉神经痛。

(四)诊断及鉴别诊断

1.诊断

典型特发性三叉神经痛诊断根据疼痛发作部位、性质、面部扳机点及神经系统无阳性体征等，多数患者卡马西平或苯妥英钠治疗有效，有助于确诊。

2.鉴别诊断

本病须注意与以下疾病鉴别。

(1)继发性三叉神经痛：发作特点与特发性相似，发病年龄较小，表现三叉神经麻痹如面部感觉减退、角膜反射迟钝等，伴持续性疼痛；常合并其他脑神经麻痹，可因多发性硬化、延髓空洞症、原发性或转移性颅底肿瘤所致。

(2)牙痛：牙痛一般呈持续钝痛，局限于牙龈部，进食冷、热食物加剧。X线检查可发现龋齿等牙病、埋伏牙及肿瘤等，有的患者拔牙后仍然疼痛才确诊。

(3)舌咽神经痛：较少见，常见于年轻妇女，性质与三叉神经痛相似，每次持续数秒至1分钟，位于扁桃体、舌根、咽及耳道深部，吞咽、讲话、打呵欠和咳嗽等常可诱发。咽喉、舌根和扁桃体窝可有触发点，用4%可卡因、1%丁卡因等喷涂，如能止痛可确诊。

(4)蝶腭神经痛：较少见，疼痛呈剧烈烧灼样、刀割样或钻样，位于鼻根后方、颞部、上颌、上腭及牙龈部，常累及同侧眼眶，疼痛向额、颞、枕和耳部等处放射，可伴患侧鼻黏膜充血、鼻塞、流泪。每天发作数次至数十次，每次持续数分钟至数小时，无扳机点。蝶腭神经节封闭有效。

(5)三叉神经炎：可因流感、上颌窦炎、额窦炎、下颌骨髓炎、伤寒、疟疾、糖尿病、痛风、乙醇中毒、铅中毒、食物中毒等引起,疼痛呈持续性,压迫可加剧,三叉神经区可有感觉减退或过敏,可伴运动支功能障碍。

(6)鼻窦炎:局部持续钝痛,可有发热、流脓涕、白细胞计数增高和局部压痛等炎症表现,鼻腔检查及X线检查可确诊。

(7)非典型性面痛:见于抑郁症及人格障碍患者,疼痛部位模糊不定,深在、弥散和不易定位,常为双侧,无触痛点。情绪是唯一加重疼痛因素。

(8)颞下颌关节病:咀嚼时疼痛,颞下颌关节局部压痛明显。

(五)治疗

特发性三叉神经痛首选药物治疗,无效或失效时考虑其他疗法。继发性三叉神经痛应针对病因治疗。

1.药物治疗

(1)卡马西平:为首选药物,作用于网状结构-丘脑系统,抑制三叉神经脊束核-丘脑系统病理性多神经元反射,有效率70%~80%。首次剂量0.1 g,每天2次,每天增加0.1 g,至疼痛停止,最大剂量1.2 g/d;减轻后可试验逐渐减量,用最小有效维持量,通常为0.6~0.8 g/d。妊娠妇女忌用,不良反应有头晕、嗜睡、口干、恶心、消化不良及步态不稳等,多可消失,偶有皮疹、血白细胞计数一过性减少,停药后可恢复;出现共济失调、复视、再生障碍性贫血、肝功能损害、心绞痛及精神症状等,须立即停药。无效者与苯妥英钠合用可能有效。

(2)苯妥英钠:显著抑制突触传导或可提高痛阈,0.1 g口服,每天3次,无效时可每天加量0.05 g,数天后加至0.6 g/d,疗效达54%~70%。疗效不显著时可辅用氯普芬、苯巴比妥、氯氮草等。

(3)氯硝西泮:以上两药无效时可试用,6~8 mg/d口服,40%~50%的患者可完全控制发作,25%明显缓解。不良反应为嗜睡、步态不稳,老年患者偶见短暂精神错乱,停药后可消失。

(4)七叶莲:木通科野木瓜属,又名假荔枝,止痛效果约达60%。0.4 g口服,每天3次;或2 mL肌内注射,每天1~2次。可先用针剂,疼痛减轻后改用口服。无严重不良反应,少数患者口干、腹部不适、食欲减退、轻微头昏等,停药可恢复。与苯妥英钠、卡马西平合用可提高疗效。

(5)巴氯芬:可试用,有效率约70%,其余30%不能耐受不良反应。自5 mg开始,每天2次,用量达20~30 mg/d。不良反应有恶心、呕吐和嗜睡等。

(6)大剂量维生素B_{12}:1 000 μg,肌内注射,每周2~3次,4~8周为1个疗程,部分患者可缓解,机制不清。无不良反应,偶有一过性头晕、全身瘙痒及复视等。复发时可给予以前的疗效剂量。可试用三叉神经分支注射,注射前先行普鲁卡因局部麻醉,眼支注射眶上神经,上颌支注射眶下神经,下颌支注射下颌神经,剂量 250 g。

(7)匹莫齐特:文献报道,48 例药物治疗无效的难治性三叉神经痛患者,用匹莫齐特治疗有效。通常第 1～4 天剂量 4 mg/d,第 5～9 天 6 mg/d,第 10～14 天 8 mg/d,第 14 天后 12 mg/d,均分 2 次口服。不良反应包括手颤、记忆力减退、睡眠中出现肢体不随意抖动等,出现率高达83.3%,多发生于治疗后4～6 周。

2.无水乙醇或甘油封闭疗法

其适于服药无效者,在神经分支或半月神经节注药阻断传导,无水乙醇注射疗效较短,甘油注射疗效较长,甘油是高黏度神经化学破坏剂,注射后逐渐破坏感觉神经细胞,数小时至数天方能止痛。不良反应为注射区感觉缺失。可采取以下方式:①周围支封闭,在眶下、眶上、上颌、下颌神经分支处局部麻醉,注入无水乙醇 0.3～0.5 mL,疗效期短(一般 1～6 个月),除眶上神经封闭现已少用。②半月神经节封闭,注射药物破坏节内感觉神经细胞,疗效较持久,但注射技术较难,CT 监视下注射可提高成功率。

3.经皮半月神经节射频电凝疗法

在 X 线或 CT 导向下将射频电极针经皮插入半月神经节,通电加热至65～75 ℃,维持1分钟,选择性破坏半月节后无髓鞘痛温觉传导 A 和 C 细纤维,保留有髓鞘触觉传导 Aα、β 粗纤维,疗效 90% 以上;适于年老患者及系统疾病不能耐受手术患者;约 20% 患者出现并发症,如面部感觉异常、角膜炎、咬肌无力、复视、带状疱疹等;长期随访复发率 21%～28%,重复应用有效。

三、面肌痉挛

(一)定义

面肌痉挛又称面肌抽搐,以一侧面肌阵发性不自主抽动为表现。

(二)病因

本病病因未明,导致面肌痉挛的异常神经冲动可能来自面神经通路的某个部位受到压迫而发生的水肿、脱髓鞘等改变,病变处纤维"短路"形成异常兴奋。部分患者在面神经近脑干部分受邻近血管的压迫,以小脑后下动脉和小脑前下动脉最多见。还可因为邻近面神经的肿瘤、颅内感染、血管瘤等累及面神经而引起。少数患者是面神经炎的后遗症。

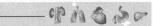

(三)临床表现

本病在中年以后发病,女性多于男性。痉挛多是首先从一侧眼轮匝肌的阵发性抽搐开始,逐渐向口角、整个面肌扩展,重者眼轮匝肌抽动使睁眼困难。每次抽动数秒至数分钟。随病程延长,抽搐持续的时间逐渐延长,间歇期缩短。说话、进食或精神紧张、情绪激动可诱发症状加剧,入睡后抽搐停止。不经治疗很少自发缓解。神经系统检查,原发性者无阳性体征。但继发于肿瘤、炎症、血管瘤的多伴有其他神经症状和体征。

(四)辅助检查

肌电图于受累侧面肌可记录到同步阵发性高频率发放的动作电位。伴有其他神经系统受累表现者应做头部 X 线、CT 或 MRI 检查,以明确病因。与局部性痫性发作鉴别困难时应做脑电图检查。

(五)诊断与鉴别诊断

本病以单侧发作性面部表情的同步性痉挛为特点,神经系统检查无其他阳性体征,可诊断。但应除外以下疾病。

1.习惯性眼睑痉挛

习惯性眼睑痉挛为习惯性面肌抽动的一种表现形式,多见于儿童及青壮年,为短暂的眼睑或面部肌肉收缩,常为双侧,可由意志暂时控制。其发病与精神因素有关。脑电图、肌电图均正常,抽动时肌电图所见与正常的肌肉主动收缩波形一致。

2.局限性运动性癫痫

本病面肌抽搐幅度较大,多同时伴有颈部肌肉、上肢或偏身的抽搐。脑电图可有癫痫波发放,CT 或 MRI 检查可有阳性发现。

3.癔症性眼睑痉挛

本病常见于女性患者,多局限于双侧眼睑肌,下部面肌不受累。可伴有其他癔症症状,其发生、消失与暗示有关。

4.颅内肿瘤、炎症、血管瘤

本病伴有同侧面部感觉障碍、听力障碍、偏身或四肢肌力减低、锥体束征阳性等体征时,应考虑由颅内肿瘤、炎症、血管瘤等疾病所致。

(六)治疗

1.病因治疗

病因明确者应针对病因积极治疗。

2.药物治疗

(1)可用抗癫痫药、镇静药,如卡马西平 0.1 g,每天 2 次开始,渐增量至 0.2 g,每天 3 次,或苯妥英 0.1 g,每天 3 次,或地西泮 2.5 mg,每天 3 次。也可试用巴氯芬和加巴喷丁等口服。

(2)近年来发展的 A 型肉毒毒素,其作用机制是选择性作用于外周胆碱能神经末梢的突触前膜,抑制乙酰胆碱囊泡的量子性释放,使肌肉收缩力减弱,缓解肌肉痉挛,注射部位常为眼轮匝肌、颊肌、颧大小肌和颏肌。多数报道有效率在 90% 以上,并发症主要是面瘫和暴露性角膜炎,效果维持 3~6 个月,可重复注射。

3.埋疗

可选用直流电钙离子透入疗法、红外线疗法或平流电刺激等。

4.面神经干阻滞

以 50% 乙醇封闭面神经分支或茎乳孔内面神经主干。也有报道用地西泮在上述部位进行面神经封闭者。接受这种治疗后,均有不同程度的面瘫,需要 3~5 个月才恢复。

第二节　脊神经疾病

脊神经疾病是指各种原因引起的脊神经支配区的疾病。主要临床表现是按照受损神经支配区分布的运动、感觉和自主神经功能障碍。根据病因分为外伤、卡压、感染、中毒、营养障碍、遗传等;根据损伤范围分为单神经病、多发神经病等。

一、单神经病

(一)定义

单神经病是单一神经受损产生与该神经分布一致的运动、感觉功能缺失症状和体征。

(二)病因和发病机制

单神经病可因局部性原因或全身性原因引起。局部性原因主要有急性创伤、缺血、机械性卡压、高温、电击和射线损伤等。全身性原因可为代谢性疾病和中毒,在这种情况下,神经对局部压迫更为敏感,受压后更易出现神经损害。

周围神经卡压综合征是指周围神经经过某些解剖上的特定部位受到卡压,如经过肌肉的腱性起点,穿过肌肉,绕过骨性隆起,或经过骨纤维鞘管及异常纤维束带处,因这些部位较硬韧,神经在这些部位反复摩擦造成局部水肿等炎症反应,引起血液循环障碍,发生髓鞘脱失,造成不同程度的感觉及运动功能障碍。

(三)临床表现及治疗

1.正中神经麻痹

正中神经由来自$C_5 \sim T_1$的纤维组成,沿肱二头肌内侧沟伴肱动脉下降至前臂之后分支,支配旋前圆肌、桡侧腕屈肌、各指屈肌、掌长肌、拇对掌肌及拇短展肌。

正中神经的常见损伤原因是肘前区静脉注射时,药物外渗引起软组织损伤,肱骨或前臂骨折或腕部割伤,或腕管综合征的卡压所致。正中神经受损部位不同,表现不同:①正中神经受损部位在上臂时,前臂不能旋前,桡侧3个手指屈曲功能丧失,握拳无力,拇指不能对掌、外展。鱼际肌出现萎缩后手掌平坦,拇指紧靠示指而状如猿手。掌心、鱼际、桡侧3个半手指掌面和2、3指末节背面的皮肤感觉减退或丧失。由于正中神经富含自主神经纤维,损害后常出现灼性神经痛。②当损伤位于前臂中下部时,运动障碍仅有拇指的外展、屈曲与对指功能丧失。③腕管综合征:是临床上最常见的正中神经损害。正中神经在腕部经由腕骨与腕横韧带围成的骨纤维通道——腕管,到达手部。多见于中年女性,右侧多见。手和腕长期过度使用引起腕横韧带及内容肌腱慢性损伤性炎症,使管腔狭窄,导致正中神经受压,产生桡侧手掌及桡侧3个半指的疼痛、麻木、感觉减退、手指运动无力和鱼际肌麻痹、萎缩。腕管掌侧卡压点有压痛及放射痛,疼痛可放射到前臂甚至肩部。甩手后疼痛减轻或消失是其特点,有鉴别诊断价值。治疗轻症采用局部夹板固定制动,服用非甾体抗炎药,配合腕管内注射泼尼松龙可有效缓解症状;严重者需手术离断腕横韧带以解除正中神经受压。

2.尺神经麻痹

尺神经由$C_7 \sim T_1$的纤维组成,初在肱动脉内侧下行,继而向后下进入尺神经沟,再沿前臂掌面尺侧下行,主要支配尺侧腕屈肌、指深屈肌尺侧半、小鱼际肌、拇收肌与骨间肌,还支配手掌面1个半指,背面2个半指的皮肤感觉。

尺神经损伤可由于腕、肘部外伤,尺骨鹰嘴部骨折、肘部受压等所致。尺神经损伤的主要表现如下。①运动障碍:手部小肌肉的运动丧失,精细动作困难;屈腕能力减弱并向桡侧偏斜;拇指不能内收,其余各指不能内收和外展;多数手肌萎缩,小鱼际平坦,骨间肌萎缩,骨间隙加深。拇指以外和各掌指关节过伸,第4、5指的指间关节弯曲,形成"爪形手"。②感觉障碍:以小指感觉减退或丧失最明显。

尺神经在肘管内受压的临床表现称为肘管综合征。肘管是由肱骨内上髁、尺骨鹰嘴和肘内侧韧带构成的纤维-骨性管道,其管腔狭窄,屈肘时内容积更小,加之位置表浅,尺神经易于此处受到嵌压。主要表现小指及环指尺侧感觉障碍,小肌肉萎缩,肘关节活动受限,肘部尺神经增粗及肘内侧压痛等。

腕部尺管内有尺神经和尺动、静脉通过,尺神经在其内受压引起"尺管综合征"。病因以腱鞘囊肿最多,常见于需要长期用手根部尺侧重压或叩击工具的职业人员和长时间手持鼠标操作电脑者。若尺神经浅支受累可引起尺神经支配区感觉障碍;深支卡压可致手的内侧肌萎缩,无力,手深部胀痛和灼痛,夜间痛显著,拇指内收及其他四指收展无力,环指、小指可表现为爪形畸形,夹纸试验阳性。以上症状极易与肘部尺管综合征相混淆,可检查小指掌背侧感觉,如小指背侧感觉正常,可以排除肘部尺神经压迫,因为手背皮支是在尺神经进入腕部尺管之前分出的。治疗主要包括关节制动、应用非甾体抗炎药及手术减压。

3.桡神经麻痹

桡神经源自 $C_5 \sim C_8$ 神经根,行于腋动脉后方,继而与肱深动脉伴行入桡神经沟,转向外下至肱骨外上髁上方,于肱桡肌与肱肌间分为浅、深两终支分布于前臂及手背。所支配各肌的主要功能是伸肘、伸腕及伸指。由于其位置表浅,是臂丛神经中最易受损的神经。

桡神经损伤的常见病因是骨折、外伤、炎症或睡眠时以手代枕手术中上肢长时间外展和受压上肢被缚过紧等。近年来,醉酒深睡导致的桡神经受压损伤发病率有所增加。桡神经损伤的典型表现是腕下垂,但受损伤部位不同,症状亦有差异:①高位损伤时上肢所有伸肌瘫痪,肘关节、腕关节和掌指关节均不能伸直;上肢伸直的情况下前臂不能旋后,手呈旋前位,垂腕至腕关节不能固定,因而握力减弱;②在上臂中1/3以下损伤时,伸肘功能保留;③在前臂上部损伤时伸肘、伸腕功能保留;④前臂中 1/3 以下损伤时,仅出现伸指功能丧失而无垂腕;⑤腕关节部损伤时仅出现感觉障碍。桡神经损伤的感觉障碍一般轻微,多仅限于手的虎口区,其他部位因邻近神经的重叠支配而无明显症状。

4.腓总神经麻痹

腓总神经源自 $L_4 \sim S_3$ 神经根,在大腿下 1/3 从坐骨神经分出,是坐骨神经的两个主要分支之一。其下行至腓骨头处转向前方,分出腓肠外侧皮神经,支配小腿外侧面感觉,在腓骨颈前分为腓深和腓浅神经,前者支配胫骨前肌、姆长伸肌、姆短伸肌和趾短伸肌,后者支配腓骨长肌和腓骨短肌及足背 2～5 趾背面皮肤。在腓骨颈外侧,腓总神经位置表浅,又贴近骨面,因而最易受损。

腓总神经麻痹的最常见原因为各种原因的压迫,也可因腓骨头或腓骨颈部外伤、骨折等引起;糖尿病、感染、乙醇中毒和铅中毒也是致病的原因。临床表现包括足与足趾不能背屈,足下垂并稍内翻,行走时为使下垂的足尖抬离地面而用力抬高患肢,并以足尖先着地呈跨阈步态。不能用足跟站立和行走,感觉障碍在小腿前外侧和足背。

5.胫神经麻痹

胫神经由 $L_4 \sim S_3$ 神经根组成。在腘窝上角自坐骨神经分出,在小腿后方下行达内踝后方,在屈肌支持带深面踝管内,分为足底内、外侧两终末支,支配腓肠肌、比目鱼肌、腘窝、跖肌、趾长屈肌和姆长屈肌及足底的所有短肌。其感觉分支分布于小腿下 1/3 后侧与足底皮肤。

胫神经麻痹多为药物、乙醇中毒,糖尿病等引起,也见于局部囊肿压迫及小腿损伤。主要表现是足与足趾不能屈曲,不能用足尖站立和行走,感觉障碍主要在足底。当胫神经及其终末支在踝管处受压时可引起特征性表现——足与踝部疼痛及足底部感觉减退,称为"踝管综合征"。其病因包括穿鞋不当、石膏固定过紧、局部损伤后继发的创伤性纤维化及腱鞘囊肿等。

6.臂丛神经痛

臂丛由 $C_5 \sim T_1$ 脊神经的前支组成,包含运动、感觉和自主神经纤维,主要支配上肢的运动和感觉。臂丛神经痛是由多种病因引起的臂丛支配区以疼痛、肌无力和肌萎缩为主要表现的综合征。常见的病因是臂丛神经炎、神经根型颈椎病、颈椎间盘突出、颈椎及椎管内肿瘤、胸廓出口综合征、肺尖部肿瘤及臂丛神经外伤。

(1)臂丛神经炎:也称为原发性臂丛神经病或神经痛性肌萎缩,多见于成人,男性多于女性。半数患者有前驱感染史,如上呼吸道感染、流感样症状,或接受免疫治疗,或接受外科手术。因而多数学者认为这是一种变态反应性疾病。少数患者有家族史。

本病起病呈急性或亚急性,主要是肩胛部和上肢的剧烈疼痛,常持续数小时至2周,肩与上肢的活动可明显加重疼痛,而后逐渐减轻,但肌肉无力则逐渐加重,在2～3周时达高峰。肌无力多限于肩胛区和上臂近端,臂丛完全损害者少见。数周后肌肉有不同程度的萎缩及皮肤感觉障碍。部分患者双侧臂丛受累。急性期治疗可用糖皮质激素,如口服泼尼松20～40 mg/d,连用1～2周或静脉滴注地塞米松5～10 mg/d,待病情好转后逐渐减量。可口服非甾体类解热止痛剂,也可应用物理疗法或局部封闭疗法止痛。恢复期注意患肢功能锻炼,给予促进神经细胞代谢药物及针灸等。90%患者在3年内康复。

(2)神经根型颈椎病:是继发性臂丛神经病最常见的病因,因椎间盘退行性病变及椎体骨质增生性病变,压迫颈神经根和/或脊髓导致的临床综合征,表现为颈痛及强迫头位、臂丛神经痛及脊髓压迫症状,可单独或先后合并出现,其中臂丛神经痛最常见。

颈椎病多在40～50岁起病,男性较多见,病程缓慢,常反复发作。表现为C_5～C_7神经根受压引起臂丛神经痛,压迫运动神经根产生肌痛性疼痛,根性痛表现为发麻或触电样疼痛,位于上肢远端,与神经根支配节段分布一致,相应区域可有感觉减退。肌痛性疼痛常在上肢近端、肩部和/或肩胛等区域,表现持续性钝痛和/或短暂的深部钻刺样不适感,许多患者因疼痛引起肩部运动受限,病程较长可导致凝肩,肩部附近常有肌腱压痛,肱二头肌、肱三头肌反射可减低。颈椎X线侧位片可见生理前凸消失,椎间隙变窄,斜位片可见椎间孔变小狭窄。颈椎CT或MRI可较清晰地显示神经根与周围解剖结构的关系,可为诊断与鉴别诊断提供重要依据。肌电图检查有助于确定根性受损的诊断,同侧椎旁肌可出现失神经支配现象。根据以上临床表现和辅助检查,神经根型颈椎病不难诊断,但需注意与周围神经卡压综合征相鉴别。

颈椎病引起的神经根损害大多数采用非手术综合治疗即可缓解,需注意平卧时枕头不宜过高,避免颈部过伸、过屈,不宜使头位固定在某一位置,时间太久等。局部理疗、针灸等措施,颈椎牵引及用颈托支架或吊带牵引以减少颈部活动,均有助于减轻病情及促进功能恢复。药物治疗可以口服非甾体类消炎止痛药。疼痛较重者,可用局部麻醉剂加醋酸泼尼松龙25 mg在压痛点局部注射。有以下情况可考虑手术治疗:①临床与放射学证据提示伴有脊髓病变;②经适当地综合治疗疼痛不缓解;③受损神经根支配的肌群呈进行性无力。

(3)胸廓出口综合征:是指一组臂丛和锁骨下血管在由第1肋骨所形成的胸腔出口处遭受压迫所致的综合征,是臂丛神经受卡压的常见原因。在此部位可能产生致压作用的既有骨性的,如颈肋、第1肋;也有软组织性的,如前斜角肌、中斜角肌、锁骨下肌及连接颈肋和第 1 肋的纤维束带等。主要表现为患侧颈肩部疼痛不适,由于臂丛下干受压出现尺神经分布区麻木、疼痛,并向前臂及手部尺侧放射,小鱼际肌及骨间肌萎缩或瘫痪,有时累及正中神经可致动作失调,持物易落等,当同时伴锁骨下动脉受压时,可出现肢体怕冷、发凉,上举时苍白,脉细触摸不到等表现。检查发现患侧锁骨上区饱满,可触及前斜角肌紧张。存在颈肋时锁骨上窝可消失,触之有隆起感,并出现压痛及放射痛。过度外展试验阳性。但此征必须注意与颈椎疾病相鉴别。

7.肋间神经痛

肋间神经痛是肋间神经支配区的疼痛。原发性者罕见,继发性者可见于邻近组织感染(如胸椎结核、胸膜炎、肺炎)、外伤、肿瘤(如肺癌、纵隔肿瘤、脊髓肿瘤)、胸椎退行性病变、肋骨骨折等。带状疱疹病毒感染也是常见原因。临床特点:①由后向前沿一个或多个肋间呈半环形的放射性疼痛;②呼吸、咳嗽、打喷嚏、打哈欠或脊柱活动时疼痛加剧;③相应肋骨边缘压痛;④局部皮肤感觉减退或过敏。水疱带状疱疹病毒引起者发病数天内在患处出现带状疱疹。胸部与胸椎影像学检查、腰穿检查可提示继发性肋间神经痛的部分病因。

治疗原则如下。①病因治疗:继发于带状疱疹者给予抗病毒治疗,如用阿昔洛韦 5～10 mg/kg 静脉滴注,8 小时 1 次;肿瘤、骨折等病因者按其治疗原则行手术、化学药物治疗及放射治疗(简称放疗)。②镇静止痛:可用地西泮类药物、布洛芬、双氯芬酸、曲马多等药物。③B 族维生素与血管扩张药物,如维生素 B_1、维生素 B_{12}、烟酸、地巴唑。④理疗:可改善局部血液循环,促进病变组织恢复,但结核和肿瘤病患者不宜使用。⑤局部麻醉药行相应神经的封闭治疗。

8.股外侧皮神经病

股外侧皮神经病也称为感觉异常性股痛,是临床最常见的皮神经炎。股外侧皮神经由 L_2～L_3 脊神经后根组成,是纯感觉神经,分布于股前外侧皮肤。

股外侧皮神经病的主要病因是受压与外伤,长期用硬质腰带或盆腔肿瘤、妊娠子宫等均是可能的因素。其他,如感染、糖尿病、乙醇及药物中毒、动脉硬化等也是常见病因。本病男性多于女性,起病可急可缓,多为单侧;大腿前外侧面皮肤感觉异常,包括麻木、针刺样疼痛、烧灼感,可有局部感觉过敏。行走、站立症状加重;查体可有髂前上棘内侧或其下方的压痛点,股外侧皮肤可有限局性感觉减退或缺失。对症状持续者应结合其他专业的检查及盆腔 X 线检查,以明确病因。

治疗除针对病因外,可给予口服 B 族维生素,也可给予止痛药物。局部理疗、封闭也有疗效。疼痛严重者可手术切开压迫神经的阔筋膜或腹股沟韧带。

9.坐骨神经痛

坐骨神经痛是沿着坐骨神经通路及其分布区域内以疼痛为主的综合征。坐骨神经是人体中最长的神经,由 $L_4 \sim S_3$ 的脊神经前支组成,在腘窝上角附近分为胫神经和腓总神经,支配大腿后侧和小腿肌群,并传递小腿与足部的皮肤感觉。

坐骨神经痛有原发性和继发性两类,原发性坐骨神经痛也称为坐骨神经炎,为感染或中毒等原因损害坐骨神经引起。继发性者临床更为多见,是因坐骨神经通路受病变的压迫或刺激所致。根据发病部位可分为根性、丛性和干性。根性坐骨神经痛病变主要在椎管内及脊椎,如腰椎间盘突出、椎管内肿瘤、脊椎骨结核与骨肿瘤,腰椎黄韧带肥厚、粘连性脊髓蛛网膜炎等;丛性、干性坐骨神经痛的病变主要在椎管外,常为腰骶神经丛及神经干邻近组织病变,如骶髂关节炎、盆腔疾病(肿瘤、子宫附件炎)、妊娠子宫压迫、臀部药物注射位置不当及梨状肌病变造成的坐骨神经卡压等。

临床表现:①青壮年男性多见,急性或亚急性起病。②沿坐骨神经走行区的疼痛,自腰部、臀部向大腿后侧、小腿后外侧和足部放射,呈持续性钝痛并阵发性加剧,也有呈刀割样或烧灼样疼痛者,夜间疼痛加剧。③患者为减轻疼痛,常采取特殊姿势:卧位时卧向健侧,患侧下肢屈曲;平卧位欲坐起时先使患侧下肢屈曲;坐下时以健侧臀部着力;站立时腰部屈曲,患侧屈髋屈膝,足尖着地;俯身拾物时,先屈曲患侧膝关节。以上动作均是为避免坐骨神经受牵拉而诱发疼痛加重所采取的强迫姿势。④直腿抬高试验(Lasègue 征)阳性。⑤根性坐骨神经痛以腰骶部疼痛明显,在咳嗽、打喷嚏和排便用力等产生 Valsalva 动作的状态时疼痛加重。在 L_4、L_5 棘突旁有明显压痛,于坐骨神经干走行区的臀点、股后点、腓点及踝点可有轻压痛;丛性坐骨神经痛以骶部疼痛明显,疼痛除沿坐骨神经放射,还可放射至股前及会阴部,于坐骨神经干走行区各点压痛明显;干性坐骨神经痛以臀部以下疼痛为特点,沿坐骨神经干走行区各点压痛明显。⑥神经系统检查可有轻微体征,如患侧臀肌松弛、小腿轻度肌萎缩,踝反射减弱或消失。小腿外侧与足背外侧可有轻微感觉减退。辅助检查的主要目的是寻找病因。包括腰骶部 X 线、腰部脊柱 CT、MRI 等影像学检查;脑脊液常规、生化及动力学检查;肌电图与神经传导速度测定等。

坐骨神经痛的诊断根据疼痛的分布区域、加重的诱因、减痛的姿势、压痛部位、Lasègue 征阳性及踝反射改变一般无困难,同时应注意区分是神经根还是神经干受损。诊断中的重点是明确病因,应详细询问病史,全面进行体格检查,注意体内是否存在感染病灶,重点检查脊柱、骶髂关节、髋关节及盆腔内组织的情况,针对性地进行有关辅助检查。鉴别诊断主要区别局部软组织病变引起的腰、臀及下肢疼痛,如腰肌劳损、急性肌纤维组织炎、髋关节病变引起的局部疼痛。

治疗首先应针对病因。如局部占位病变者,应尽早手术治疗。结核感染患者需抗结核治疗,引起腰椎间盘突出者大多数经非手术治疗可获缓解。对症处理包括:①卧硬板床休息;②应用消炎止痛药物,如布洛芬;③B族维生素;④局部封闭;⑤局部理疗可用于肺结核、肿瘤的患者;⑥在无禁忌的前提下可短期口服或静脉应用糖皮质激素治疗。

二、多发性神经病

(一)定义

多发性神经病曾称作末梢神经炎,是由不同病因引起的,以四肢末端对称性感觉、运动和自主神经功能障碍为主要表现的临床综合征。

(二)病因及病理

引起本病的病因都是全身性的。

1.代谢障碍与营养缺乏

糖尿病、尿毒症、血卟啉病、淀粉样变性等疾病由于代谢产物在体内的异常蓄积或神经滋养血管受损均可引起神经功能障碍;妊娠、慢性胃肠道疾病或胃肠切除术后,长期酗酒、营养不良等均可因维持神经功能所需的营养物质缺乏而致病。

2.各类毒物中毒

(1)药物:呋喃唑酮、呋喃西林、异烟肼、乙胺丁醇、甲硝唑、氯霉素、链霉素、胺碘酮、甲巯咪唑、丙米嗪、长春新碱、顺铂等。

(2)工业毒物:丙烯酰胺、四氯化碳、三氯乙烯、二硫化碳、正己烷、有机磷和有机氯农药、砷制剂、菊酯类农药等。

(3)重金属:铅、汞、铊、铂、锑等。

(4)生物毒素:白喉、伤寒、钩端螺旋体病、布氏杆菌病等。

3.遗传性疾病

遗传性疾病有遗传性运动感觉性神经病(hereditary motor sensory neuropathy,HMSN)、遗传性共济失调性多发性神经病(Refsum 病)、遗传性淀粉样变性神经病、异染色性脑白质营养不良等。

4.结缔组织病

结缔组织病有在系统性红斑狼疮、结节性多动脉炎、类风湿关节炎、硬皮病和结节病,多发性神经病是疾病表现的组成部分,多因血管炎而致病。

5.其他

恶性肿瘤、麻风、莱姆病与 POEMS 综合征等出现多发性神经病的机制与致病因子引起自身免疫反应有关。

病理改变无病因特异性,主要为轴突变性与节段性脱髓鞘,以轴突变性更为多见。通常轴突变性从远端开始,向近端发展,即逆死或称为远端轴突病。

(三)临床表现

多发性神经病可发生于任何年龄。由于病因不同,起病可表现为急性和慢性过程,部分患者呈缓解-复发的病程。常在数周至数月达到高峰。主要症状、体征如下。

1.感觉障碍

感觉障碍为肢体远端对称性感觉异常和深浅感觉缺失,呈手套袜子形分布。感觉异常可表现为刺痛、灼痛、蚁行感、麻木感等,常有感觉过敏。

2.运动障碍

肢体远端不同程度肌力减弱,呈对称性分布,肌张力减低。病程长者可有肌肉萎缩,常发生于骨间肌、蚓状肌、鱼际肌和小鱼际肌、胫前肌和腓骨肌。可有垂腕、垂足和跨阈步态。

3.腱反射减低或消失

以踝反射明显且较膝反射减低出现更早。上肢的桡骨膜、肱二头肌、肱三头肌反射也可减低或消失。

4.自主神经功能障碍

肢体远端皮肤变薄、干燥、苍白或发绀,皮温低。

由于病因不同,临床表现也略有不同,后面将分述部分常见的多发性神经病。

(四)辅助检查

1.电生理检查

肌电图与神经传导速度测定可鉴别神经源性损害与肌源性损害,鉴别轴突病变与节段性脱髓鞘,也可用于疗效观察及随访。轴突变性主要表现为运动诱发波幅的降低和失神经支配肌电图表现,脱髓鞘则主要表现神经传导速度减慢。

2.血生化检测

重点注意检查血糖、尿素氮、肌酐、T_3、T_4、维生素 B_{12} 等代谢物质及激素水平。可疑毒物中毒者需做相应的毒理学测定。

3.免疫检查

对疑有自身免疫性疾病者可做自身抗体系列检查,疑有生物性致病因子感染者,应做病原体或相应抗体测定。

4.脑脊液常规与生化检查

检查结果显示大多正常,偶有蛋白增高。

5.神经活组织检查

疑为遗传性疾病者可行周围神经活组织检查,可提供重要的诊断证据。

(五)诊断与鉴别诊断

根据四肢远端对称性运动、感觉和自主神经功能障碍可诊断。但应进一步寻找病因,这主要依靠详细的病史、病程特点、伴随症状和辅助检查结果。亚急性联合变性的发病早期表现与本病相似,应注意鉴别。该病的早期症状为四肢末端对称性感觉异常,如刺痛、麻木、烧灼感,感觉减退呈手套袜子形分布,随病情进展逐渐出现双下肢软弱无力,步态不稳,双手动作笨拙等。早期巴宾斯基征可为阴性,随病情进展转为阳性。深感觉性共济失调是其临床特点之一。肌张力增高、腱反射亢进、锥体束征阳性及深感觉性共济失调是区别于多发性神经病的主要鉴别点。

(六)治疗

1.病因治疗

(1)中毒性多发性神经病治疗原则:应尽快停止与毒物的接触,补液、应用解毒剂,促进体内毒物的清除;药物引起者应停药,异烟肼引起者如神经病变不重,可在应用大量维生素 B_6 治疗时继续使用。重金属砷中毒可应用二巯丙醇 3 mg/kg,肌内注射,4~6 小时 1 次,2~3 天后改为2次/天,连用 10 天;铅中毒用二巯丁二钠 1 g/d,加入 5% 葡萄糖液 500 mL 静脉滴注,5~7 天为 1 个疗程,可重复 2~3 个疗程;也可用依地酸钙钠 1 g/d,稀释后静脉滴注,3~4 天为 1 个疗程,停 2~4 天后重复应用,一般可用 3~4 个疗程。

(2)营养缺乏与代谢性多发性神经病治疗原则:积极治疗原发病,糖尿病应严格控制血糖;尿毒症可血液透析或肾移植;黏液性水肿用甲状腺素有效;肿瘤所致者可用手术、化疗、放疗等手段治疗;麻风性神经病可用砜类药物治疗;与自身免疫性疾病相关者需采用糖皮质激素、免疫球蛋白治疗或血浆置换疗法。

2.药物治疗

(1)糖皮质激素:泼尼松 10 mg,3 次/天口服;地塞米松 0.75 mg,3 次/天口服,7~14 天后逐渐减量,1 个月为 1 个疗程。重症患者也可用地塞米松 10~20 mg/d,静脉滴注,连续 2~3 周后改为口服。

(2)B 族维生素药物及其他营养神经药物:补充水溶性维生素如维生素 B_1、甲钴胺或氰钴胺、维生素 B_6,适用于 B 族维生素缺乏及大部分原因引起的周围神经病,重症患者可合用辅酶 A、ATP 及神经生长因子等。

3.一般治疗

急性期应卧床休息;加强营养,调节饮食,多摄入富含维生素的蔬菜、水果、奶类、豆制品等;疼痛明显者可用各种止痛剂,严重者可用卡马西平或苯妥英钠;对重症患者须加强护理,四肢瘫痪的患者应定期翻身,维持肢体的功能位,预防瘫痪肢体的挛缩和畸形;恢复期可增加理疗、康复训练及针灸等综合治疗手段。

(七)几种常见多发性神经病的临床表现

1.糖尿病性周围神经病(diabetic neuropathy,DNP)

DNP 是糖尿病的代谢障碍导致的周围神经病,此组病变是糖尿病最常见和最复杂的并发症。超过 50% 的糖尿病患者有糖尿病神经病变,最常见的是慢性感觉运动性的对称性 DNP 和糖尿病自主神经病变。以下主要介绍慢性感觉运动性的对称性糖尿病周围神经病变。

(1)临床分类:美国糖尿病学会推荐将糖尿病神经病变分为以下几类。

1)全身对称性多发神经病变。①急性感觉性神经病变:少见,主要见于急性并发症(如酮症酸中毒)或血糖急剧波动时,在胰岛素治疗时因血糖变化过大引起的特殊情况称为胰岛素性神经病变。急性感觉性神经病变的特点是症状严重,但往往无阳性的客观检查指标和体征。②慢性感觉运动性 DNP:是糖尿病神经病变最常见类型。常见症状有烧灼样疼痛、电击或刀刺疼、麻木、感觉过敏和深部肌肉痛等,以下肢多见,夜间加剧。

2)局灶或多局灶神经病变:或称为单神经病变,主要累及正中神经、尺神经、桡神经和第Ⅲ、Ⅳ、Ⅵ、Ⅶ对脑神经。病因为微小血管梗死,大多数会在数月后自愈。

3)糖尿病自主神经病变:常见症状有静息时心动过速、运动耐受降低、直立性低血压、性功能低下、低血糖时缺乏自主神经反应等,有较高的致死率。

(2)病因及发病机制如下。

1)微血管病变学说:血糖过高及代谢障碍可能导致神经小动脉内膜及毛细血管基底膜增厚,血管内皮细胞增生。管壁内脂肪和多糖类沉积使管腔狭窄,血液黏滞度增高使血管易被纤维蛋白与血小板聚集堵塞,引起神经纤维缺血、营养障碍及神经变性等。

2)生化和代谢异常学说:①糖尿病患者体内持续高血糖抑制钠依赖性肌醇转运,使神经组织磷脂酰肌醇和神经磷酸肌醇代谢紊乱,磷酸肌醇减少,Na^+-K^+-ATP酶活性降低,引起轴索变性,运动神经传导速度减慢;②在胰岛素不足的情况下,葡萄糖在醛糖还原酶作用下转化为山梨醇和果糖,神经组织内山梨醇、果糖含量增高和大量沉积,使细胞内渗透压增高,导致神经节段性脱髓鞘;③施万细胞髓鞘蛋白合成障碍,轴索内逆向转运减少导致周围神经远端轴索变性。

(3)临床表现:本病表现为感觉、运动、自主神经功能障碍,通常感觉障碍较突出,如出现四肢末端自发性疼痛呈隐痛、刺痛、灼痛,可伴有麻木、蚁行感,夜间症状更重,影响睡眠。症状以下肢更多见。也可出现肢体远端对称性感觉消失、营养不良性足跖溃疡、沙尔科关节。肢体无力通常较轻。查体可有手套袜套样痛觉障碍,部分患者振动觉与关节位置觉消失。瞳孔和泪腺功能异常,瞳孔缩小及光反射减弱,瞳孔光反射潜伏期延长可作为糖尿病性自主神经病的早期诊断指标。发汗和血管反射异常,常见腰部以下少汗或无汗,足底皮肤干燥无汗,头部、躯干上部大汗淋漓,可出现胃肠蠕动减慢、恶心、呕吐、尿便失禁,以及阳痿、弛缓性膀胱,逼尿肌无力和残余尿增多易导致尿路感染。50%慢性DNP患者无症状,10%～20%的患者存在轻微的症状。诊断DNP不能单凭一个简单的症状、体征,至少需要两项不正常表现(症状、体征、神经传导异常、感觉和自主神经的定量检查异常)。

(4)治疗方法如下。

1)控制血糖:用胰岛素严格控制血糖可以延迟发生糖尿病神经病变,但过量应用胰岛素可引起反复低血糖及痛性神经病。近年来研究发现,长期慢性高血糖的患者,当血糖戏剧性下降且伴有糖化血红蛋白突然降低时,患者会出现糖尿病神经病变,或原有症状加重,应该寻找最佳的血糖控制速度,在合理的时间窗内以适当的速度降低糖化血红蛋白。

2)病因治疗。①营养神经药物:甲钴胺是蛋氨酸合成酶辅酶,促进细胞内核酸、蛋白和脂质的合成,从而修复受损的神经组织,并促进髓鞘形成和轴突再生,临床证实可改善DNP的症状。轻者可口服,每次500 mg,3次/天;重者肌内注射,500 μg/d,两周或更长为 1 个疗程。神经节苷脂是神经细胞膜正常组分,40 mg 肌内注射,每周注射 5 天,共 6 周。②改善神经血液微循环药物:前列腺素 E_1 及其类似物可增加神经内膜血流,如前列地尔 10 μg 静脉注射,2 次/天,10 天为 1 个疗程。血管紧张素转换酶抑制剂和钙通道阻滞剂等可增加神经血流量及神经内毛细血管密度,改善神经缺血、缺氧。阿司匹林、噻氯匹定等具有抗血小板聚集及血管扩张作用。③抗氧化药物:α-硫辛酸可增加周围神经血流量,改善血供;清除自由基,减少自由基对神经损伤;减少山梨醇,避免神经纤维水肿、坏死;促进神经元生长,减少神经功能病变。④中药:很多具有抗凝、扩血管、降低血小板黏附性作用的活血化瘀类中药,如川芎嗪、复方丹参、葛根素、刺五加等。

3)疼痛治疗。①抗惊厥药物:主要有苯妥英和卡马西平,但疗效不理想。目前广泛应用的是加巴喷丁,需注意不良反应的发生。拉莫三嗪是谷氨酸受体阻滞剂,起始剂量为 25 mg/d,逐渐加至最大维持剂量 400 mg/d,可有效改善 DNP 的症状,且不良反应少,安全性好。②三环类抗抑郁药:如丙米嗪、阿米替林通常有效,常规剂量 50~150 mg/d,但可加重直立性低血压;5-羟色胺再摄取抑制剂舍曲林、氟西汀等耐受性较好。

预防糖尿病性神经病并发症糖尿病足给予足部护理,感觉缺失的患者应注意保护,以防发生足部无痛性溃疡。

2.尿毒症性多发性神经病

尿毒症性多发性神经病是慢性肾衰竭最常见并发症。病因尚不清楚,可能与甲基胍嘧啶、肌醇等毒素聚集有关。表现为无痛性、进展性和对称性感觉运动麻痹,通常先累及下肢,然后累及上肢。有些患者最初出现足部烧灼样感觉障碍或下肢蚁走感、瘙痒感,症状在夜间加重,活动时减轻,颇似不安腿综合征。病情继续进展则出现双下肢麻木、感觉缺失、肌力减弱,严重者可有四肢远端肌肉萎缩。神经病变通常在数月内缓慢进展,偶可为亚急性。经长期血液透析后,神经病变的症状和体征可趋于稳定,但仍有少数患者病情进展加快。患者成功接受肾脏移植后,通常经 6~12 个月周围神经功能可望得到完全恢复。

3.营养缺乏性多发性神经病

消化系统疾病引起的吸收功能障碍、长期酗酒、剧烈的妊娠呕吐、慢性消耗性疾病、甲状腺功能亢进症等导致营养缺乏,主要是维生素 B_1 的缺乏。表现为两腿沉重感、腓肠肌压痛或痛性痉挛。可有双足踝部刺痛、灼痛及蚁行感,呈袜套样改变。病情进展可出现小腿肌肉无力，表现为垂足，行走时呈跨阈步态。腱反射早期亢进，后期减弱或消失。

乙醇营养障碍性神经病是长期大量酗酒导致营养障碍，引起慢性对称性感觉运动性多发性神经病。与 B 族维生素尤其是维生素 B_1 的缺乏有关。慢性乙醇中毒患者起病缓慢，症状及体征下肢较上肢重，以感觉障碍为主，深感觉常常受累，表现为双足踝部灼痛、刺痛及蚁行感，呈袜套样改变，部分患者腓肠肌压痛较明显，下肢位置觉、振动觉减退或消失，出现走路踩棉花感和共济失调等。传导深感觉的神经纤维对慢性乙醇毒性较敏感，其受累引起的振动觉的改变可出现在没有临床症状的长期饮酒的人群中。运动神经受累较晚，表现为下肢末端无力，腱反射减弱或消失，跟腱反射改变比膝反射早，病变严重者可有肌萎缩。偶有患者出现脑神经受损，如动眼、外展及前庭神经损害，也可有自主神经调节功能异常。电生理检查，运动神经传导速度、感觉神经传导速度可有不同程度减慢。本病应于戒酒同时补充大剂量 B 族维生素，症状及体征可有缓解。

4.呋喃类药物中毒

常见的呋喃类药物有呋喃唑酮、呋喃妥因等。肾功能障碍者可因血药浓度增高而发病。症状常在用药后 5~14 天出现，首先表现为肢体远端感觉异常、感觉减退和肢端疼痛。肢端皮肤多汗，可有色素沉着。肌肉无力与肌萎缩相对轻微。应用此类药物时应密切观察周围神经症状。尤应注意不可超过正常剂量及长时间使用此类药物。

5.异烟肼中毒

本病多发生于长期服用异烟肼的患者。临床表现以双下肢远端感觉异常和感觉缺失为主，可有肌力减弱与腱反射消失。其发病机制与异烟肼干扰维生素 B_6 的正常代谢有关。病情严重者应停药，服用维生素 B_6。异烟肼引起者如神经病变不重，可在应用维生素 B_6 治疗时继续服用异烟肼。

6.正己烷中毒性周围神经病

正己烷是一种常用工业有机溶剂，用于工业粘胶配制、油脂萃取、制鞋等多个行业。作业人员长期接触低浓度正己烷且缺乏有效地防护可诱发正己烷中毒性周围神经病。其发病机制可能与轴索骨架蛋白、能量代谢障碍及神经生长因子信号转导通路等有关。

本病潜伏期 8 个月，接触程度高时潜伏期较短。前驱症状有头痛、头昏、食欲缺乏、体重减轻等，然后四肢远端缓慢出现上行性的感觉障碍和运动障碍，表现为四肢末端麻木、触电样、蚁走样或"胀大变厚"感,肢体远端痛、触觉减弱或消失、音叉振动觉减弱或消失。多数患者出现肌腱反射减弱或消失,跟腱反射异常出现最早。肌力减退多见于下肢,患者行走呈跨阈步态。可以出现肌萎缩,以鱼际肌和掌骨间肌萎缩最常见,部分患者伴小腿及前臂肌群萎缩。可伴有自主神经功能障碍,如心率增快和手足湿冷等。偶有患者出现眼底异常和视力障碍。神经肌电图检查即可显示神经源性损害,潜伏期减慢、波幅下降、运动神经传导速度及感觉神经传导速度减慢,可呈典型失神经支配现象,表明损伤主要在轴索。病理检查也发现损害以轴索肿胀和轴索变性为特征。

正己烷在体内主要代谢产物之一为 2,5-己二酮,其尿中浓度只反映人体近期接触正己烷的程度,不能作为慢性正己烷中毒的诊断依据。慢性正己烷中毒的诊断应结合接触史、临床表现和神经肌电图结果。治疗应用 B 族维生素、神经生长因子,辅以理疗和四肢运动功能锻炼等,多数患者可以痊愈。部分患者脱离接触后 3～4 个月内病情仍继续恶化,然后进入恢复。该病病程长达数月或 1 年以上。

7.POEMS 综合征

POEMS 综合征是一组以多发性周围神经病和单克隆浆细胞增生为主要表现的临床综合征。病名由 5 种常见临床表现的英文字头组成,即多发性神经病、脏器肿大、内分泌病、M 蛋白和皮肤损害。多中年以后起病,男性较多见。起病隐袭、进展慢。依照症状、体征出现频率可有下列表现:①慢性进行性感觉运动性多神经病,脑脊液蛋白含量增高。②皮肤改变:因色素沉着变黑,并有皮肤增厚与多毛。③内分泌改变:男性出现阳痿、女性化乳房,女性出现闭经、痛性乳房增大和溢乳,可合并糖尿病。④内脏肿大:肝、脾大,周围淋巴结肿大。⑤水肿:视盘水肿;胸腔积液、腹水、下肢指凹性水肿。⑥异常球蛋白血症:血清蛋白电泳出现 M 蛋白,尿检可有本周蛋白。⑦骨骼改变:可在脊柱、骨盆、肋骨及肢体近端发现骨硬化性改变,为本病影像学特征,也可有溶骨性病变,骨髓检查可见浆细胞增多或骨髓瘤。⑧低热、多汗、杵状指。治疗用糖皮质激素、免疫抑制剂,近期对水肿、内脏肿大、内分泌改变等效果较好,但周围神经损害改善不明显,骨髓瘤的化疗＋放疗、手术切除,各症状可有所改善。

第三节 急性脊髓炎

急性脊髓炎通常指急性非特异性脊髓炎,是局限于数个脊髓节段的急性非特异性炎症,为横贯性脊髓损害。病因多为病毒性感染或疫苗接种后的自身免疫反应。病理上以病变区域神经元坏死、变性、缺失和血管周围神经髓鞘脱失,炎性细胞浸润,胶质细胞增生等为主要变化。而由外伤、压迫、血管、放射、代谢、营养、遗传等非生物源性引起的脊髓损害称为脊髓病。

一、病因与发病机制

病因未明,可能大部分患者是病毒感染或疫苗接种后引起的自身免疫反应。1957年亚洲流行性感冒(简称流感)流行后,世界各地的急性脊髓炎的发病率均有增高,故有人推测本病与流感病毒感染有关。但研究发现,患者脑脊液中抗体正常,神经组织中亦未能分离出病毒。不少研究资料提示,许多患者病前有上呼吸道不适、发热和腹泻等病毒感染史或疫苗接种史。故也有可能是病毒感染后或疫苗接种后所诱发的一种自身免疫性疾病。

二、病理

脊髓炎症可累及脊髓全长的任何节段,但以胸段为主(74.5%),其次为颈段(12.7%)和腰段(11.7%),以 $T_{3\sim5}$ 节段最常受累。受累脊髓肿胀、质地变软,软脊膜充血或有炎性渗出物,脊髓断面可见病变脊髓软化、边缘不光整,变为灰色或红黄色,灰、白质间分界不清。显微镜下可见软膜和脊髓血管扩张、充血,血管周围是以淋巴细胞和浆细胞为主的炎症细胞浸润;灰质内神经细胞肿胀,尼氏小体溶解,甚至细胞溶解、消失;白质内髓鞘脱失,轴突变性,大量吞噬细胞和神经胶质细胞增生。若脊髓严重破坏时,可软化形成空腔。轻症或者早期患者,病变仅累及血管周围,出现血管周围的炎性细胞渗出和髓鞘脱失,小胶质细胞增生并吞噬类脂质而成为格子细胞,散在于病灶之中。病情严重和晚期者,常可见溶解区的星形胶质细胞增生,并随病程延长逐渐形成纤维瘢痕,脊髓萎缩。

三、临床表现

(1)任何年龄均可发病,但好发于青壮年,无性别差异。

(2)各种职业均可发病,以农民居多。

(3)全年可散在发病,以冬春及秋冬相交时较多。

(4)病前 1~2 周常有上呼吸道感染症状,或有疫苗接种史。以劳累、受凉、外伤等为诱因。

(5)本病起病较急,半数以上的患者在 2~3 天症状发展到高峰。

(6)首发症状为双下肢麻木、无力,病变相应部位的背痛,病变节段的束带感,以及病变以下的肢体瘫痪,感觉缺失和尿便障碍。

(7)病变可累及脊髓的几个节段,最常侵犯胸段,尤其是 $T_{3\sim5}$ 节段,颈髓、腰髓次之。也有部分患者受累的脊髓节段呈上升性过程,可累及颈段或延髓,出现呼吸困难,为病变的严重状态。

(8)病变平面以下无汗,出现皮肤水肿、干燥和指甲松脆等自主神经症状。

(9)急性脊髓炎急性期表现为脊髓休克。休克期一般为 2~4 周。表现为瘫痪肢体肌张力降低,腱反射消失,病理反射引不出,尿潴留(无张力性神经性膀胱)。休克期后肌张力增高,腱反射亢进,肌力开始恢复,病理反射出现,感觉平面逐渐下降,膀胱充盈 300~400 mL 即自动排尿(反射性神经性膀胱)。

四、辅助检查

(1)急性期外周血中白细胞总数正常或轻度升高。

(2)脑脊液动力学检查提示椎管通畅,少数患者因脊髓严重水肿,蛛网膜下腔部分梗阻。脑脊液外观无色、透明,白细胞数正常或有不同程度的增高,以淋巴细胞为主。蛋白质正常或轻度增高,脊髓严重水肿出现明显椎管梗阻时蛋白质含量可明显增高(高达 2 g/L)。糖与氯化物含量正常。

(3)影像学检查,如脊柱 X 线检查及脊髓 CT 或 MRI 检查通常无特异性改变。若脊髓严重肿胀,MRI 可见病变部位脊髓增粗等改变。

(4)视觉诱发电位、脑干诱发电位检查有助于排除脑干和视神经早期损害的证据。MRI 能早期区别脊髓病变性质范围、数量,是确诊急性脊髓炎最可靠的措施,亦是早期诊断多发性硬化的可靠手段。

五、诊断和鉴别诊断

根据起病急、病前有感染史或疫苗接种史及有截瘫、传导束型感觉障碍和大小便功能障碍等症状,结合脑脊液检查,一般不难诊断。但需要与下列疾病鉴别。

(一)视神经脊髓炎

视神经脊髓炎为多发性硬化的一种特殊类型。除有脊髓炎的表现外,还有

视力下降等视神经炎的表现或视觉诱发电位的异常。视神经症状可在脊髓炎的表现之前或之后出现。有些多发性硬化的首发症状为横贯性脊髓损害,但病情通常有缓解及复发,并可相继出现其他多灶性体征,如复视、眼球震颤和共济失调等可鉴别。

(二)感染性多发性神经根炎

病前常有呼吸道感染,全身症状轻,起病急,逐渐进展,数天至数周疾病达到高峰,无背痛,无脊柱压痛,表现为对称性的下肢或四肢软瘫,反射消失,近端重于远端,感觉障碍为末梢样感觉障碍,呈手套、袜套样,无感觉平面,无膀胱直肠功能障碍,脑脊液蛋白-细胞分离,脊髓造影正常。

(三)脊髓出血

脊髓出血多由外伤或脊髓血管畸形引起。起病急骤并伴有剧烈背痛,出现肢体瘫痪和括约肌障碍,可呈血性脑脊液。MRI 有助于诊断,脊髓血管造影可发现血管畸形。

(四)梅毒性脊髓炎

其通常伴视神经萎缩和阿-罗瞳孔。疼痛是本病患者常见的主诉。血清和脑脊液梅毒检查可确定诊断。

(五)周期性瘫痪

周期性瘫痪有多次发作史,且多在饱食后发病,表现为对称弛缓性瘫痪,无感觉和括约肌障碍,短时间内(数小时至数天)可自行缓解,部分患者发病时血钾降低,心电图有低钾改变,补钾后症状缓解。

(六)急性脊髓压迫症

脊柱结核、脊柱转移性癌等,可由于病变椎体被破坏后突然塌陷而出现急性症状。其表现为有原发病史,局部脊椎压迫或有变形,椎管阻塞,脑脊液蛋白明显增高,CT 或 MRI 或脊柱 X 线平片检查均有助于鉴别。

(七)急性硬脊膜外脓肿

有身体其他部位化脓性感染史,如细菌性心内膜炎、皮肤疖肿、扁桃体化脓等;有根痛、发热等感染征象;有局限性脊柱压痛、椎管阻塞、脑脊液蛋白质增多等表现。影像学检查如 MRI 有助于诊断。

六、治疗

(一)药物治疗

1.激素治疗

急性期应用激素治疗对减轻水肿有帮助,可短程使用糖皮质激素,如甲泼尼龙 0.5～1.0 g、氢化可的松 100～300 mg 或地塞米松10～20 mg静脉滴注,每天 1 次,10～20 天为 1 个疗程,如病情稳定,在逐渐减量的同时给予促肾上腺皮质激素 12.5～25 U/d 静脉滴注,连用 3～5 天,或者可改为泼尼松 40～60 mg/d,顿服,每周减量 1 次,5～6 周逐渐停用。同时,应注意给予适当的抗生素预防感染,补充足够的钾盐和钙剂,加强支持疗法以保证足够的水和热能的供应,预防各种并发症。

2.20%甘露醇

有报道可使病变早期脊髓水肿减轻,并可清除自由基,减轻脊髓损害,对脊髓炎治疗有效。20%甘露醇 1～2 g/(kg·次),每天2 或 3 次,连用 4～6 天。

3.细胞活化剂和维生素的应用

辅酶 A、三磷酸腺苷、肌苷、胰岛素、氯化钾等加入葡萄糖溶液内组成能量合剂,静脉滴注,每天 1 次,10～20 天为 1 个疗程;大剂量 B 族维生素如维生素 B_1、维生素 B_6、维生素 B_{12} 及维生素 C 等,能加速周围神经的增生,促进神经功能的恢复,多被常规应用。胞磷胆碱、醋谷胺也有类似作用,也可用来促进脊髓功能的恢复。

4.抗生素的应用

应根据感染部位和可能的感染菌选择足量有效的抗生素,尽快控制感染,以免加重病情。

5.中药

大青叶、板蓝根等药物可活血通络,清热解毒,促进肢体恢复。

6.其他药物

干扰素、转移因子、聚肌胞可调节机体免疫力,伴有神经痛者可给予卡马西平等对症治疗。

(二)并发症的处理

(1)高颈位脊髓炎有呼吸困难者应尽早行气管切开或人工辅助呼吸。

(2)注意及时治疗泌尿系统或呼吸道感染,以免加重病情。

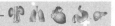

(三)血液疗法

1.全血输入疗法

目前很少应用,适合于合并贫血的患者。

2.血浆输入疗法

将健康人血浆 200~300 mL 静脉输入,每周 2 或 3 次,可提高患者免疫力,改善脊髓血液供应,改善营养状态及减轻肌肉萎缩。

3.血浆交换疗法

使用血浆分离机,将患者的血浆分离出来弃除,再选择健康人的血浆、清蛋白、羧甲淀粉及生理盐水等替换液予以补充,可减轻免疫反应,促进神经肌肉功能的恢复。每天 1 次,7 天为 1 个疗程。可用于应用激素治疗无效的患者,亦可用于危重患者的抢救。

4.紫外线照射充氧自体血回输疗法(光量子疗法)

将患者自体血经紫外线照射后回输,可提高血氧含量,利于脊髓功能的恢复,增强机体的免疫功能。但是否有效尚有争议。

(四)高压氧治疗

高压氧可提高血氧张力,增加血氧含量,改善和纠正病变脊髓缺氧性损害,促进有氧代谢和侧支循环的建立,有利于病变组织的再生和康复。每天 1 次,20~30 天为 1 个疗程。

(五)康复治疗

早期宜进行被动活动、按摩等康复治疗。部分肌力恢复时,应鼓励患者主动活动,加强肢体锻炼,促进肌力恢复。瘫痪肢体应尽早保持功能位置,如仰卧、下肢伸直、略外展,以防止肢体屈曲挛缩,纠正足下垂。针灸、理疗等治疗将有助于康复。

(六)护理

极为重要。

1.皮肤护理

应注意防治压疮。应勤翻身,在骶部、足跟及骨隆起处加垫气圈,以保持皮肤清洁、干燥。有大、小便失禁者应勤换尿布,保持会阴部清洁。皮肤有红肿、硬块时,应及时用 70% 的酒精棉球轻擦,再涂滑石粉或 3.5% 安息酸酊。已发生溃疡者,若创面表浅,应控制感染,预防扩大;有脓液和坏死组织者,应手术清除坏死组织;如果创面炎症已经消退,局部可用紫外线照射,并外敷紫草油纱条,促进肉芽组织生长。

2.尿潴留的处理

发生尿潴留者可先用针灸治疗,选取气海、关元和三阴交等穴位治疗,无效时可给予导尿。导尿后应留置导尿管并用封闭式集尿袋,鼓励患者多饮水,每3～4小时放1次尿,以保持膀胱有一定的容量,防止挛缩,并用0.02％呋喃西林溶液250～500 mL冲洗膀胱,停留半小时后放出,1次/天或2次/天。如有尿路感染,应及时检查病原菌,根据病原菌的种类,选用敏感的抗生素,进行静脉滴注治疗。

3.瘫痪护理

瘫痪肢体应保持在功能位,早期进行被动运动,四肢轮流进行,每次5～10分钟。可防止肌肉挛缩和促进瘫痪肢体恢复,经常翻身、拍背预防坠积性肺炎。瘫痪下肢需要用简易支架,瘫痪侧足应穿新布鞋,维持足背功能位。所盖的棉被不宜太重,以免发生足下垂。当肌力开始恢复时,应尽早鼓励患者做主动运动,锻炼肌肉,以利于恢复。

4.直肠功能障碍的护理

对排便困难者,应及时清洁灌肠或适当选用缓泻剂,促进粪便排出,防止肠麻痹。对于大便失禁者应及时识别其排便信号,如脸红、出汗、用力及烦躁等,以便及时清理,防止污染皮肤。

5.饮食护理

长期卧床不起的瘫痪患者应多食酸性食物,多吃蔬菜,防止长骨脱钙。不能吞咽者应给予鼻饲。

七、预后

本病的预后与下列因素有关。

(1)病前有否先驱症状。凡有发热等上呼吸道感染等先驱症状的患者,预后较好。

(2)脊髓受损程度。部分性或单一横贯损害的患者,预后较好;上升性和弥漫性脊髓受累者预后较差。

(3)并发压疮、尿路感染或肺部感染者预后较差。这3种并发症不仅影响预后,而且还常常是脊髓炎致命的主要原因。

(4)若无严重并发症,患者通常在3～6个月恢复生活自理。其中1/3的患者基本恢复,只遗留轻微的感觉运动障碍;另有1/3的患者能行走,但步态异常,有尿频、便秘,有明显感觉障碍;还有1/3的患者将持续瘫痪,伴有尿失禁。

第四章 心内科疾病

第一节 二尖瓣关闭不全

一、病因

二尖瓣关闭不全(mitral incompetence,MI)严格来说不是一种原发病而是一种临床综合征。任何引起二尖瓣复合装置包括二尖瓣环、瓣膜、腱索、乳头肌病变的因素都可导致二尖瓣关闭不全,其诊断容易但确定病因难。按病程进展的速度和病程的长短可分为急性和慢性。

(一)慢性病变

慢性二尖瓣关闭不全进展缓慢、病程较长,病因包括以下几点。

(1)风湿性心脏病,在不发达国家风湿性心脏病引起者占首位,其中半数以上合并二尖瓣狭窄。

(2)退行性病变,在发达国家,二尖瓣脱垂为最多见原因;二尖瓣黏液样退行性变、二尖瓣环及环下区钙化等退行性病变也是常见原因。

(3)冠心病,常见于心肌梗死致乳头肌功能不全。

(4)其他少见原因,先天性畸形、系统性红斑狼疮、风湿性关节炎、心内膜心肌纤维化等。

(二)急性病变

急性二尖瓣关闭不全进展快、病情严重、病程短,病因包括以下几点。

(1)腱索断裂,可由感染性心内膜炎、二尖瓣脱垂、急性风湿热及外伤等原因引起。

(2)乳头肌坏死或断裂,常见于急性心肌梗死致乳头肌缺血坏死而牵拉作用减弱。

(3)瓣膜毁损或破裂,多见于感染性心内膜炎。

(4)心瓣膜替换术后人工瓣膜裂开。

二、病理生理

由于风湿性炎症使二尖瓣瓣膜纤维化、增厚、萎缩、僵硬、畸形,甚至累及腱索和乳头肌使之变粗、粘连、融合缩短,致使瓣膜在心室收缩期不能正常关闭,血液由左心室向左心房反流,病程长者尚可见钙质沉着。

(一)慢性病变

慢性二尖瓣关闭不全者,依病程进展可分为左心室代偿期、左心室失代偿期和右心衰竭期 3 个阶段(图 4-1)。

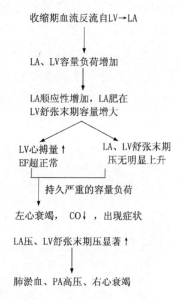

收缩期血流反流自LV→LA

LA、LV容量负荷增加

LA顺应性增加,LA肥在
LV舒张末期容量增大

LV心搏量↑   LA、LV舒张末期
EF超正常   压无明显上升

持久严重的容量负荷

左心衰竭, CO↓ ,出现症状

LA压、LV舒张末期压显著↑

肺淤血、PA高压、右心衰竭

图 4-1　慢性二尖瓣关闭不全血流动力学图解

二尖瓣关闭不全时,在心室收缩期左心室内的血流存在两条去路,即通过主动脉瓣流向主动脉和通过关闭不全的二尖瓣流向左心房。这样,在左心房舒张期,左心房血液来源除通过四条肺静脉回流外,还包括左心室反流的血液而使其容量和压力负荷增加。由于左心房顺应性好,在反流血液的冲击下,左心房肥大,缓解了左心房压力的增加,且在心室舒张期,左心房血液迅速注入左心室而使容量负荷迅速下降,延缓了左心房压力的上升,这实际上是左心房的一种代偿机制,体积增大而压力正常(图 4-2),可使肺静脉与肺毛细血管压长期维持正常。

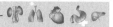

与急性二尖瓣关闭不全相比,肺淤血发生晚、较轻,患者主诉乏力而呼吸困难。

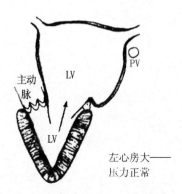

图 4-2　慢性二尖瓣关闭不全

  对于左心室,在心室收缩期由于反流,使得在舒张期时由左心房流入左心室的血液除了正常肺循环回流外还包括反流的部分,从而增加了左心室的容量负荷。早期左心室顺应性好,代偿性扩大而使左心室舒张末期压力上升不明显,且收缩时左心室压力迅速下降,减轻了室壁紧张度和能耗而有利于代偿。左心室这种完善的代偿机制,可在相当长时间(>20 年)无明显左心房肥大和肺淤血,左心排血量维持正常而无临床症状。但一旦出现临床症状说明病程已到一定阶段,心排血量迅速下降而致头昏、困倦、乏力,迅速出现左心衰竭、肺水肿、肺动脉高压和右心衰竭,心功能达Ⅳ级,成为难治性心力衰竭,病死率高,患者出现呼吸困难、体循环淤血症状。

(二)急性病变

  急性二尖瓣关闭不全早期反流量大,进展迅速,左心房、左心室容量和压力负荷迅速增加,没有经过充分的代偿即出现急性左心衰竭,使得心排血量迅速下降,心室压力上升,左心房及肺静脉压迅速上升,导致肺淤血和肺间质水肿。患者早期即出现呼吸困难、咯血等左心衰竭和肺淤血症状,病程进展迅速,多较快死于急性左心衰竭。由于来不及代偿,左心房、左心室肥大不明显(图 4-3、图 4-4),X 线检查示左心房、左心室大小正常,反流严重者可见肺淤血和肺间质水肿征象。

收缩期血流反流自LV→LA

↓

LA、LV容量负荷骤增

急性扩张能力有限

LV舒张末期压、LA压急剧↑

↓

急性左心衰竭：肺淤血

急性肺水肿

图 4-3　急性二尖瓣关闭不全血流动力学图解

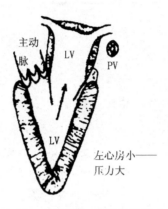

图 4-4　急性二尖瓣关闭不全

三、临床表现

(一)症状

1.慢性病变

患者由于左心良好的代偿功能而使病情有无症状期长，有症状期短的特点。

(1)代偿期：左心代偿功能良好，心排血量维持正常，左心房压力及肺静脉压也无明显上升，患者可多年没有明显症状，偶有因左心室舒张末期容量增加而引起的心悸。

(2)失代偿期：患者无症状期长，通常情况下，从初次感染风湿热到出现明显二尖瓣关闭不全的症状，时间可长达 20 年之久。但一旦出现临床症状即说明已进入失代偿期。随着左心功能的失代偿，心排血量迅速下降，患者出现疲劳、头昏、乏力等症状。左心室舒张末期压力迅速上升，左心房、肺静脉及肺毛细血管压上升，引起肺淤血及间质水肿，出现劳力性呼吸困难，开始为重体力劳

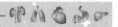

动或剧烈运动时出现,随着左心衰竭的加重,出现夜间阵发性呼吸困难及端坐呼吸等。

(3)右心衰竭期:肺淤血及肺水肿使肺小动脉痉挛硬化而出现肺动脉高压,继而引起右心衰竭,患者出现体循环淤血症状,如肝大、上腹胀痛、下肢浮肿等。

2.急性病变

轻度二尖瓣反流仅有轻度劳力性呼吸困难。严重反流,病情常短期内迅速加重,患者出现呼吸困难,不能平卧,咯粉红色泡沫痰等急性肺水肿症状,随后可出现肺动脉高压及右心衰竭征象。处理不及时,则心排血量迅速下降出现休克,患者常迅速死亡。

(二)体征

1.慢性病变

(1)代偿期。

心尖冲动:呈高动力型,左心室肥大时向左下移位。

心音:①瓣叶缩短所致的重度关闭不全(如风湿性心脏病),S_1 常减弱。②S_2 分裂,代偿期无肺动脉高压时,由于左心室射血时间缩短,主动脉提前关闭,产生 S_2 分裂,吸气时明显;失代偿产生肺动脉高压后,肺动脉瓣延迟关闭可加重 S_2 分裂。③心尖区可闻及 S_3,大约出现在第二心音后 $0.10\sim0.18$ 秒,是中重度二尖瓣关闭不全的特征性体征,卧位时明显,其产生是由于血液大量快速流入左心室使之充盈过度,引起肥大的左心室壁振动所致。

心脏杂音:心尖区全收缩期吹风样杂音,是二尖瓣关闭不全的典型体征。其强度取决于瓣膜损害程度、反流量及左心房、室压差,可以是整个收缩期强度均等,也可以是收缩中期最强,然后减弱。杂音在左心衰竭致反流量小时可减弱,在吸气时由于膈下降,心脏顺时针转位,回左心血流量减少,杂音相应减弱,呼气时相反。

杂音一般音调高、粗糙、呈吹风样、时限长,累及腱索或乳头肌时呈乐音样。其传导与前后瓣的解剖位置结构和血液反流方向有关,在前交界和前瓣损害时,血液反流至左心房的左后方,杂音可向左腋下和左肩胛间区传导;后交界区和后瓣损害时,血液冲击左心房的右前方,杂音可传导至肺动脉瓣区和主动脉瓣区;前后瓣均损害时,血液反流至左心房前方和左右侧,杂音向整个心前区和左肩胛间部传导。

心尖区舒张中期杂音,是由发生相对性二尖瓣狭窄所致。通过变形的二尖瓣口血液的速度和流量增加,产生一短促、低调的舒张中期杂音,多在S_3之后,无舒张晚期增强,S_3和它的出现提示二尖瓣关闭不全为中至重度。

(2)失代偿期(左心衰竭期):心前区可触及弥散性搏动,心尖区可闻及舒张期奔马律,全收缩期杂音减弱。

(3)右心衰竭期:三尖瓣区可闻及收缩期吹风样杂音。由于右心衰竭,体静脉血回流障碍产生体循环淤血,患者可有颈静脉曲张、搏动,肝大,肝颈静脉回流征阳性,腹水及下垂性水肿等。

2.急性病变

患者迅速出现左心衰竭,甚至出现肺水肿或心源性休克,常迅速死亡。

四、辅助检查

(一)心电图检查

病情轻者无明显异常,重者P波延长,可有双峰,同时左心室肥大、电轴左偏,病程长者心房颤动较常见。急性者,心电图可正常,窦性心动过速常见。

(二)X线检查

慢性二尖瓣关闭不全早期,左心房、左心室形态正常,晚期左心房、左心室显著增大且与病变严重程度成比例,有不同程度肺淤血及间质水肿,严重者有巨大左心房,肺动脉高压和右心衰竭征象。偶可见瓣膜瓣环钙化,随心脏上下运动,透视可见收缩时左心房膨胀性扩大。

急性者心脏大小正常,反流严重者可有肺淤血及间质水肿征象,1～2周左心房、左心室开始扩大,一年还存活者,其左心房、左心室扩大已达慢性患者程度。

(三)超声心动图检查

(1)M型超声心动图:急性者心脏大小正常,慢性者可见左心房、左心室肥大,左心房后壁与室间隔运动幅度增强。

(2)二维超声心动图检查:可确定左心室容量负荷,评价左心室功能和确定大多数病因,可见瓣膜关闭不全,有裂隙,瓣膜增厚变形、回声增强,左心房、左心室肥厚,肺动脉增宽。

(3)多普勒超声心动图检查:可见收缩期血液反流,并可测定反流速度,估计反流量。

(四)心导管检查

一般没有必要,但可评估心功能和二尖瓣关闭不全的程度,确定大多数病因。

五、并发症

急性者较快出现急性左心衰竭,慢性者与二尖瓣狭窄相似,以左心衰竭为主,但出现晚,一旦出现则进展迅速。感染性心内膜炎较常发生(>20%),体循环栓塞少见,常由感染性心内膜炎引起,心房颤动发生率高达75%,此时栓塞较常见。

六、诊断与鉴别诊断

(一)诊断

根据典型的心尖区全收缩期吹风样杂音伴有左心房、左心室肥大,诊断应不困难。但应结合起病急缓、患者年龄、病情严重程度、房室肥大情况及相应辅助检查来确定诊断及明确病因。

(二)鉴别诊断

1.相对性二尖瓣关闭不全

由扩大的左心室及二尖瓣环所致,但瓣叶本身活动度好,无增厚、粘连等。杂音柔和,多出现在收缩中晚期。常有高血压、各种原因的主动脉关闭不全或扩张型心肌病、心肌炎、贫血等病因。

2.二尖瓣脱垂

可出现收缩中期喀喇音-收缩晚期杂音综合征。喀喇音是由于收缩中期,拉长的腱索在二尖瓣脱垂到极点时骤然拉紧,瓣膜活动突然停止所致。杂音是由于收缩晚期,瓣叶明显突向左心房,不能正常闭合所致。轻度脱垂时可仅有喀喇音,较重时喀喇音和杂音均有,严重时可只有杂音而无喀喇音。

3.生理性杂音

杂音一般为1~2级,柔和,短促,位于心尖和胸骨左缘。二尖瓣关闭不全的临床表现及实验室检查与血流动力学变化密切相关,血流动力学发展的每一阶段,均可引起相应的临床表现及实验室检查结果。

七、治疗

(一)内科治疗

急性者一旦确诊,经药物改善症状后应立即采取人工瓣膜置换术,以防止变为慢性而影响预后,积极的内科治疗仅为手术争取时间。

慢性患者由于长期无症状,一般仅需定期随访,避免过度的体力劳动及剧烈运动,限制钠盐摄入,保护心功能,对风心病患者积极预防链球菌感染与风湿活动及感染性心内膜炎。如出现心功能不全的症状,应合理应用利尿剂、血管紧张素转换酶抑制剂、洋地黄、β受体阻滞剂和醛固酮受体拮抗剂。血管扩张剂,特别是减轻后负荷的血管扩张剂,通过降低左心室射血阻力,可减少反流量,增加前向心排血量,从而产生有益的血流动力学作用。慢性患者可用血管紧张素转换酶抑制剂,急性者可用硝普钠、硝酸甘油或酚妥拉明静脉滴注。洋地黄类药物宜用于心功能Ⅱ、Ⅲ、Ⅳ级的患者,对伴有快心室率心房颤动者更有效。晚期的心力衰竭患者可用抗凝药物防止血栓栓塞。心律失常的处理参见相关章节。

(二)外科治疗

人工瓣膜替换术是几乎所有二尖瓣关闭不全患者的首选治疗。对慢性患者,应在左心室功能尚未严重损害和不可逆改变之前考虑手术,过分推迟可增加手术死亡率和并发症。手术指征为:①心功能Ⅲ～Ⅳ级,Ⅲ级为理想指征,Ⅳ级死亡率高,预后差,内科疗法准备后应行手术。②心功能Ⅱ级或以下,缺乏症状者,若心脏进行性肥大,左心功能下降,应行手术。③EF＞50％,左心室舒张末期直径＜8.0 cm,收缩末期直径＜5.0 cm,心排指数＞2.0 L/(min·m²),左心室舒张末压＜1.6 kPa(12 mmHg),收缩末容积指数＜50 mL/m²患者,适于手术,效果好。④中度以上二尖瓣反流。

八、预后

慢性二尖瓣关闭不全患者代偿期较长,可达20年。一旦失代偿,病情进展迅速,心功能恶化,成为难治性心力衰竭。

内科治疗后5年生存率为80％,10年生存率近60％,而心功能Ⅳ级患者,内科治疗5年生存率仅45％。

急性二尖瓣关闭不全患者多较快死于急性左心衰竭。

第二节 二尖瓣狭窄

一、病因与病理

(一)风湿热

虽然近几十年来风湿性心脏瓣膜病的发生率逐年降低,但仍是临床上二尖

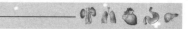

瓣狭窄(mitral stenosis,MS)的常见病因。风湿性心脏病患者中约25%为单纯二尖瓣狭窄,40%为二尖瓣狭窄并二尖瓣关闭不全。其中女性患者占2/3。一般而言,从急性风湿热发作到形成重度二尖瓣狭窄,至少需2年,在温带气候大多数患者能保持十年以上的无症状期。风湿热反复多次发作者易罹患二尖瓣狭窄。

风湿性二尖瓣损害,早期病理变化为瓣膜交界处和基底部发生水肿、炎症及赘生物形成,随后由于纤维蛋白的沉积和纤维性变,发生瓣叶交界处粘连、融合,瓣膜增粗、硬化、钙化,腱索缩短并相互粘连,限制瓣膜的活动与开放,致使瓣口狭窄,与鱼嘴或钮孔相似。一般后瓣病变程度较前瓣重,后瓣显著增厚、变硬、钙化、缩短,甚至完全丧失活动能力,而前瓣仍能上下活动者并不罕见。

(二)二尖瓣环及环下区钙化

常见于老年人退行性变。尸检发现,50岁以上人群中约10%有二尖瓣环钙化,其中糖尿病患者尤为多见,女性比男性多2~3倍,超过90岁的女性患者二尖瓣环钙化率高达40%。偶见于年轻人,可能与合并马方综合征或钙代谢异常有关。

瓣环钙化可影响二尖瓣的正常启闭,引起狭窄和/或关闭不全。钙化通常局限于二尖瓣的瓣环处,多累及后瓣。然而,最近研究表明,老年人二尖瓣环钙化,其钙质沉着主要发生于二尖瓣环的前方及后方,而非真正的瓣环处,钙化延伸至膜部室间隔或希氏束及束支时,可引起心脏传导功能障碍。

(三)先天性发育异常

单纯先天性二尖瓣狭窄甚为少见。

(四)其他罕见病因

如结缔组织疾病、恶性类癌瘤、多发性骨髓瘤等。

二、病理生理

正常人二尖瓣开放时瓣口面积为4~6 cm²,当瓣口面积<2.5 cm²时,才会出现不同程度的临床症状。临床上根据瓣口面积缩小程度不同,将二尖瓣狭窄分为轻度(2.5~1.5 cm²)、中度(1.5~1.0 cm²)、重度(<1.0 cm²)狭窄。根据二尖瓣狭窄程度和代偿状态分为如下3期(图4-5)。

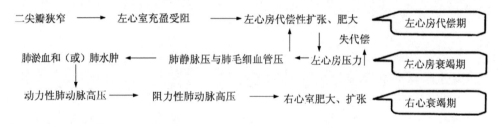

图 4-5　二尖瓣狭窄血流动力学图解

(一)左心房代偿期

轻度二尖瓣狭窄时,只需在心室快速充盈期、心房收缩期存在压力梯度,血液便可由左心房充盈左心室。因此左心房发生代偿性扩张及肥大以增强收缩力,延缓左心房压力的升高。此期内,临床上可在心尖区闻及典型的舒张中、晚期递减型杂音,收缩期前增强(左心房收缩引起)。患者无症状,心功能完全代偿,但有二尖瓣狭窄的体征(心尖区舒张期杂音)和超声心动图改变。

(二)左心房衰竭期

随着二尖瓣狭窄程度的加重,左心房代偿性扩张、肥大及收缩力增强难以克服瓣口狭窄所致血流动力学障碍时,房室压力梯度必须存在于整个心室舒张期,房室压力阶差在 2.7 kPa(20 mmHg)以上,才能维持安静时心排血量,因此左心房压力升高。由于左心房与肺静脉之间无瓣膜存在,当左心房压力升至 3.3～4.0 kPa(25～30 mmHg)时,肺静脉与肺毛细血管压力亦升至 3.3～4.0 kPa(25～30 mmHg),超过血液胶体渗透压水平,引起肺毛细血管渗出。若肺毛细血管渗出速度超过肺淋巴管引流速度,可引起肺顺应性下降,发生呼吸功能障碍和低氧血症,同时,血浆及血细胞渗入肺泡内,可引起急性肺水肿,出现急性左心房衰竭表现。本期患者可出现劳力性呼吸困难,甚至端坐呼吸、夜间阵发性呼吸困难,听诊肺底可有湿啰音,胸部 X 线检查常有肺淤血和/或肺水肿征象。

(三)右心衰竭期

长期肺淤血可使肺顺应性下降。早期,由于肺静脉压力升高,可反射性引起肺小动脉痉挛、收缩,肺动脉被动性充血而致动力性肺动脉高压,尚可逆转。晚期,因肺小动脉长期收缩、缺氧,致内膜增生、中层肥厚,肺血管阻力进一步增高,加重肺动脉高压。肺动脉高压虽然对肺毛细血管起着保护作用,但明显增加了右心负荷,使右心室壁肥大、右心腔扩大,最终引起右心衰竭。此时,肺淤血和左心房衰竭的症状反而减轻。

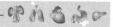

三、临床表现

(一)症状

1.呼吸困难和乏力

当二尖瓣狭窄进入左心房衰竭期时,可产生不同程度的呼吸困难和乏力,是二尖瓣狭窄的主要症状。前者为肺淤血所引起,后者是心排血量减少所致。早期仅在劳动、剧烈运动或用力时出现呼吸困难,休息即可缓解,常不引起患者注意。随狭窄程度的加重,日常生活甚至静息时也感气促,夜间喜高枕,甚至不能平卧,须采取半卧位或端坐呼吸,上述症状常因感染(尤其是呼吸道感染)、心动过速、情绪激动、心房颤动诱发或加剧。

2.心悸

心慌和心前区不适是二尖瓣狭窄的常见早期症状。早期与偶发的房性期前收缩有关,后期发生心房颤动时心慌常是患者就诊的主要原因。自律性或折返活动引起的房性期前收缩,可刺激左心房易损期而引起心房颤动,由阵发性逐渐发展为持续性。而心房颤动又可引起心房肌的弥漫性萎缩。导致心房增大及不应期、传导速度的更加不一致,最终导致不可逆心房颤动。快心室率心房颤动时,心室舒张期缩短,左心室充盈减少,左心房压力升高,可诱发急性肺水肿的发生。

3.胸痛

15%的患者主诉胸痛,其产生原因有:①心排血量下降,引起冠状动脉供血不足,或伴冠状动脉粥样硬化和/或冠状动脉栓塞。②右心室压力升高,冠状动脉灌注受阻,致右心室缺血。③肺动脉栓塞,常见于右心衰竭患者。

4.咯血

咯血发生于10%患者。二尖瓣狭窄并发的咯血有如下几种。

(1)突然出血,出血量大,有时称为肺卒中,却很少危及生命。因为大出血后,静脉压下降,出血可自动停止。此种咯血是由于突然升高的左心房和肺静脉压,传至薄而扩张的支气管静脉壁使其破裂所致,一般发生于病程早期。晚期,因肺动脉压力升高,肺循环血流量有所减少,该出血情况反而少见。

(2)痰中带血,二尖瓣狭窄患者,因支气管水肿罹患支气管炎的机会增多,若支气管黏膜下层微血管破裂,则痰中带有血丝。

(3)粉红色泡沫痰,急性肺水肿的特征性表现,是肺泡毛细血管破裂,血液、血浆与空气互相混合的缘故。

（4）暗红色血液痰，病程晚期，周围静脉血栓脱落引起肺栓塞时的表现。

5.血栓栓塞

左心房附壁血栓脱落引起动脉栓塞，是二尖瓣狭窄常见的并发症。在抗凝治疗和手术治疗时代前，二尖瓣病变患者中，约 1/4 死亡继发于栓塞，其中 80％见于心房颤动患者。若为窦性心律，则应考虑一过性心房颤动及潜在感染性心内膜炎的可能。35 岁以上的患者合并心房颤动，尤其伴有心排血量减少和左心耳扩大时是形成栓子的最危险时期，主张接受预防性抗凝治疗。

6.吞咽困难、声嘶

增大的左心房压迫食管，扩张的左肺动脉压迫左喉返神经所致。

7.感染性心内膜炎

增厚、钙化的瓣膜少发。

8.其他

肝大、体静脉压增高、水肿、腹水，均为重度二尖瓣狭窄伴肺血管阻力增高及右心衰竭的症状。

（二）体征

重度二尖瓣狭窄患者常有"二尖瓣面容"：双颧呈绀红色。右心室肥大时，心前区可扪及抬举性搏动。

1.二尖瓣狭窄的心脏体征

（1）心尖冲动正常或不明显。

（2）心尖区 S_1 亢进是二尖瓣狭窄的重要特点之一，二尖瓣狭窄时，左心房压力升高，舒张末期左心房室压力阶差仍较大，且左心室舒张期充盈量减少，二尖瓣前叶处于心室腔较低位置，心室收缩时，瓣叶突然快速关闭，可产生亢进的拍击样 S_1。S_1 亢进且脆，说明二尖瓣前叶活动尚好，若 S_1 亢进且闷，则提示前叶活动受限。

（3）开瓣音，亦称二尖瓣开放拍击音，由二尖瓣瓣尖完成开放动作后瓣叶突然绷紧而引起，发生在二尖瓣穹隆进入左心室的运动突然停止之际。

（4）心尖部舒张中、晚期递减型隆隆样杂音，收缩期前增强，是诊断二尖瓣狭窄的重要体征。心室舒张二尖瓣开放的瞬间，左心房室压力梯度最大，产生杂音最响，随着左心房血液充盈到左心室，房室压力梯度逐渐变小，杂音响度亦逐渐减轻，最后左心房收缩将 15％～25％ 的血液灌注于左心室，产生杂音的收缩期前增强部分。心房颤动患者，杂音收缩期前增强部分消失。但据 Criley 报道，此时若左心房压力超过左心室压力 1.3 kPa（10 mmHg）或更高，则可有收缩期前增强部分。

二尖瓣狭窄的舒张期杂音于左侧卧位最易听到,对于杂音较轻者,可嘱运动、咳嗽、用力呼气或吸入亚硝酸异戊酯等方法使杂音增强。拟诊二尖瓣狭窄而又听不到舒张期杂音时,可嘱患者轻微运动(仰卧起坐 10 次)后左侧卧位,或左侧卧位后再深呼吸或干咳数声,杂音可于最初 10 个心动周期内出现。杂音响度还与瓣口狭窄程度及通过瓣口的血流量和血流速度有关。在一定限度内,狭窄愈重,杂音愈响,但若狭窄超过某一范围,以致在左心室形成漩涡不明显或不引起漩涡,反而使杂音减轻或消失,后者即所谓的"无声性二尖瓣狭窄"。

2.肺动脉高压和右心室肥大的体征

(1)胸骨左缘扪及抬举性搏动。

(2)P_2 亢进、S_2 分裂,肺动脉高压可引起 S_2 的肺动脉瓣成分亢进,肺动脉压进一步升高时,右心室排血时间延长,S_2 分裂。

(3)肺动脉扩张,于胸骨左上缘可闻及短的收缩期喷射性杂音和递减型高调哈气性舒张早期杂音(Graham-Steell 杂音)。

(4)右心室肥大伴三尖瓣关闭不全时,胸骨左缘四五肋间有全收缩期吹风样杂音,吸气时增强。

四、辅助检查

(一)心电图检查

中、重度二尖瓣狭窄,可显示特征性改变。左心房肥大(P 波时限>0.12 秒,并呈双峰波形,即所谓"二尖瓣型 P 波",图 4-6),是二尖瓣狭窄的主要心电图特征,可见于 90%的显著二尖瓣狭窄伴窦性心律者。心房颤动时,V_1 导联颤动波幅超过 0.1 mV,也提示存在心房肥大。

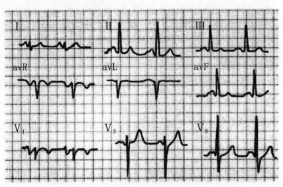

图 4-6　左心房肥大:二尖瓣型 P 波

右心室收缩压低于 9.3 kPa(70 mmHg)时右心室肥大少见；介于 9.3～13.3 kPa(70～100 mmHg)之间时,约 50％患者可有右心室肥大的心电图表现；超过 13.3 kPa(100 mmHg)时,右心室肥大的心电图表现一定出现(图 4-7)。

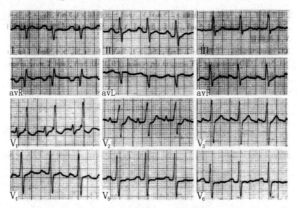

图 4-7　左心房肥大,右心室肥大

心律失常在二尖瓣狭窄患者早期可表现为房性期前收缩,频发和多源房性期前收缩往往是心房颤动的先兆,左心房肥大的患者容易出现心房颤动。

(二)X 线检查

轻度二尖瓣狭窄心影可正常。

左心房肥大时,正位片可见增大的左心房在右心室影后面形成一密度增高的圆形阴影,使右心室心影内有双重影。食管吞钡检查,在正位和侧位分别可见食管向右向后移位。

肺动脉高压和右心室肥大时,正位片示心影呈"梨形",即"二尖瓣型"心,尚可见左主支气管上抬。肺部表现主要为肺淤血,肺门阴影加深。由于肺静脉血流重新分布,常呈肺上部血管阴影增多而下部减少。肺淋巴管扩张,在正位及左前斜位可见右肺外下野及肋膈角附近有水平走向的纹状影,即 Kerley B 线,偶见 Kerley A 线(肺上叶向肺门斜行走行的纹状影)。此外,长期肺淤血尚可引起肺野内含铁血黄素沉积点状影。

严重二尖瓣狭窄和老年性瓣环及环下区钙化者,胸片相应部位可见钙化影。

(三)超声心动图检查

超声心动图是诊断二尖瓣狭窄较有价值的无创伤性检查方法,有助于了解二尖瓣的解剖和功能情况。

(1)M 型超声心动图:①直接征象,二尖瓣前叶活动曲线和 EF 斜率减慢,双峰消失,前后叶同向运动,形成所谓"城墙样"图形。②间接征象,左心房肥大,肺动脉增宽,右心房、右心室肥大。

(2)二维超声心动图:①直接征象,二尖瓣叶增厚,回声增强,活动僵硬,甚至钙化,二尖瓣舒张期开放受限,瓣口狭窄,交界处粘连。②间接征象,瓣下结构钙化,左心房附壁血栓。

(3)多普勒超声心动图:二尖瓣口可测及舒张期高速射流频谱,左心室内可有湍流频谱,测定跨二尖瓣压力阶差可判定狭窄的严重程度。彩色多普勒检查可显示舒张期二尖瓣口高速射流束及多色镶嵌的反流束。

经食道超声心动图:采用高频探头,直接在左心房后方探查,此法在探查左心房血栓方面更敏感,可达90%。

(四)心导管检查

仅在决定是否行二尖瓣球囊扩张术或外科手术治疗前,需要精确测量二尖瓣口面积及跨瓣压差时才做心导管检查。

(五)其他检查

抗链球菌溶血素O滴度1∶400以上、血沉加快、C反应蛋白阳性等,尤见于风湿活动患者。长期肝淤血患者可有肝功能指标异常。

二尖瓣狭窄的临床表现及实验室检查与血流动力学变化密切相关,血流动力学发展的每一阶段,均可引起相应的临床表现及实验室检查结果。

五、并发症

(一)心房颤动

见于晚期患者,左心房肥大是心房颤动持续存在的解剖学基础。出现心房颤动后,心尖区舒张期隆隆样杂音可减轻,且收缩期前增强消失。心房颤动早期可能是阵发性的,随着病程发展多转为持续性心房颤动。

(二)栓塞

多见于心房颤动患者,以脑梗死多见,栓子也可到达全身其他部位。

(三)急性肺水肿

这是重度二尖瓣狭窄严重而紧急的并发症,病死率高。往往由于剧烈体育活动、情绪激动、感染、妊娠或分娩、快心室率心房颤动等诱发,可导致左心室舒张充盈期缩短,左心房压升高,进一步引起肺毛细血管压升高,致使血浆渗透到组织间隙或肺泡,引起急性肺水肿。患者突发呼吸困难、不能平卧、发绀、大汗、咳嗽及咯粉红色泡沫样浆液痰,双肺布满湿啰音,严重者可昏迷或死亡。

(四)充血性心力衰竭

晚期50%～75%患者发生右心充血性心力衰竭,是此病常见的并发症及主要致死原因。呼吸道感染为心力衰竭常见诱因,年轻女性妊娠、分娩常为主要诱因。临床上主要表现为肝区疼痛、食欲缺乏、黄疸、浮肿、尿少等症状,体检有颈静脉曲张、肝大、腹水及下肢浮肿等。

(五)呼吸道感染

二尖瓣狭窄患者,常有肺静脉高压、肺淤血,因此易合并支气管炎、肺炎。

(六)感染性心内膜炎

单纯二尖瓣狭窄较少发生。风湿性瓣膜病患者在行牙科手术或其他能引起菌血症的手术时,应行抗生素预防治疗。

六、诊断与鉴别诊断

根据临床表现,结合有关实验室检查,尤其是超声心动图检查多能作出诊断。但应与其他引起心尖部舒张期杂音的疾病相鉴别(表4-1)。

表 4-1　其他疾病引起的心尖部舒张期杂音特点

相对性二尖瓣狭窄	严重的二尖瓣关闭不全左向右分流的先天性心脏病,如 VSD,PDA 等此杂音的产生是由于血容量增加,致二尖瓣相对狭窄所致
Carey-Coombs 杂音	急性风湿热时活动性二尖瓣瓣膜炎征象该杂音柔和,发生于舒张早期,变化较大,比器质性二尖瓣狭窄的音调高可能由严重的二尖瓣反流通过非狭窄的二尖瓣口所致,也可能是一短的紧随 S_3 的杂音
Austin-Flint 杂音	见于主动脉瓣关闭不全等疾病该杂音历时短,性质柔和,吸入亚硝酸异戊酯后杂音减轻应用升压药后杂音可增强
三尖瓣狭窄	慢性肺心病患者,由于右心室肥大,心脏顺时针转位可在心尖部听到三尖瓣相对性狭窄所致的杂音
左心房黏液瘤	左心房黏液瘤部分堵塞二尖瓣口所致,与体位有关

七、治疗

狭窄程度轻无明显临床症状者,无须治疗,应适当避免剧烈运动,风湿热后遗症者应预防风湿热复发。有症状的二尖瓣患者,应予以积极治疗。

(一)内科治疗

1.一般治疗

适当休息,限制钠盐入量(2 g/d),使用利尿剂,通过减轻心脏前负荷改善肺淤血症状。

急性肺水肿的处理(详见心力衰竭):洋地黄的应用需谨慎,因洋地黄可增强右心室收缩力,有可能使右心室射入肺动脉内的血量增多,导致肺水肿的加重,但可应用常规负荷量的1/2～2/3,其目的是减慢心率而非增加心肌收缩力,以延长舒张期,改善左心室充盈,提高左心室搏出量。适合于合并快心室率心房颤动和室上性心动过速者。

栓塞性并发症的处理:有体循环栓塞而不能手术治疗的患者,可口服抗凝剂,如华法林等。对于有栓塞危险的患者,包括心房颤动、40岁以上伴巨大左心房者,也应接受口服抗凝药治疗。

心律失常的处理:快心室率心房颤动应尽快设法减慢心室率,可使用洋地黄类药物,若疗效不满意,可联合应用地尔硫䓬、维拉帕米或β受体阻滞剂。对于轻度二尖瓣狭窄患者不伴巨大左心房,心房颤动<6个月,可考虑药物复律或电复律治疗。

2.介入治疗

经皮球囊二尖瓣成形术是治疗二尖瓣狭窄划时代的进展,患者无须开胸手术,痛苦小,康复快,且具有成功率高、疗效好的特点。

(1)经皮球囊二尖瓣成形术的适应证:①中、重度单纯二尖瓣狭窄,瓣叶柔软,无明显钙化,心功能Ⅱ、Ⅲ级是经皮球囊二尖瓣成形术最理想的适应证;轻度二尖瓣狭窄有症状者亦可考虑;心功能Ⅳ级者需待病情改善,能平卧时才考虑。②瓣叶轻、中度钙化并非禁忌,但若严重钙化且与腱索、乳头肌融合者,易并发二尖瓣关闭不全,因此宜做瓣膜置换手术。③合并慢性心房颤动患者,心腔内必须无血栓。④合并重度肺动脉高压,不宜外科手术者。⑤合并轻度二尖瓣关闭不全,左心室无明显肥大者。⑥合并轻度主动脉瓣狭窄或关闭不全,左心室无明显肥大者。

(2)经皮球囊二尖瓣成形术禁忌证:①合并中度以上二尖瓣关闭不全。②心腔内有血栓形成。③严重钙化,尤其瓣下装置病变者。④风湿活动。⑤合并感染性心内膜炎。⑥妊娠期,因放射线可影响胎儿,除非心功能Ⅳ级危及母子生命安全。⑦全身情况差或合并其他严重疾病。⑧合并中度以上的主动脉狭窄和/或关闭不全。

(二)外科治疗

目的在于解除瓣口狭窄,增加左心搏出量,改善肺血循环。

(1)手术指征:凡诊断明确,心功能Ⅱ级以上,瓣口面积<1.2 cm² 而无明显禁忌证者,均适合手术治疗。严重二尖瓣狭窄并发急性肺水肿患者,如内科治疗

效果不佳,可行急诊二尖瓣扩张术。

（2）手术方式:包括闭式二尖瓣分离术、直视二尖瓣分离术、瓣膜修补术或人工瓣膜替换术。

八、预后

疾病的进程差异很大,从数年至数十年。预后主要取决于狭窄程度及心脏肥大程度,是否多瓣膜损害及介入、手术治疗的可能性等。

一般而言,首次急性风湿热发作后,患者可保持 10～20 年无症状。然而,出现症状后如不积极进行治疗,其后 5 年内病情进展非常迅速。研究表明,有症状的二尖瓣狭窄患者 5 年死亡率为 20％,10 年死亡率为 40％。

第三节　三尖瓣关闭不全

一、病因

三尖瓣关闭不全多为功能性,常继发于左心瓣膜病变致肺动脉高压和右心室扩张,器质性病变者多见于风湿性心脏病,常为联合瓣膜病变。单纯性三尖瓣关闭不全非常少见,见于先天性三尖瓣发育不良、外伤、右心感染性心内膜炎等。

二、病理生理

先天性三尖瓣关闭不全可有以下病变:①瓣叶发育不全或缺如。②腱索、乳头肌发育不全、缺如或延长。③瓣叶、腱索发育尚可,瓣环过大。

后天性单独的三尖瓣关闭不全可发生于类癌综合征。

三尖瓣关闭不全引起的病理变化与二尖瓣关闭不全相似,但代偿期较长;病情若逐渐进展,最终可导致右心室、右心房肥大,右心室衰竭。如肺动脉高压显著,则病情发展较快。

三、临床表现

(一)症状

二尖瓣关闭不全合并肺动脉高压时,才出现心排血量减少和体循环淤血的症状。三尖瓣关闭不全合并二尖瓣疾病者,肺淤血的症状可由于三尖瓣关闭不全的发展而减轻,但乏力和其他心排血量减少的症状可更为加重。

(二)体征

主要体征为胸骨左下缘全收缩期杂音,吸气及压肝后可增强;如不伴肺动脉高压,杂音难以闻及。反流量很大时,有第三心音及三尖瓣区低调舒张中期杂音。颈静脉脉波图 V 波(又称回流波,为右心室收缩时,血液回到右心房及大静脉所致)增大;可扪及肝脏搏动。瓣膜脱垂时,在三尖瓣区可闻及非喷射性喀喇音。其淤血体征与右心衰竭相同。

四、辅助检查

(一)X 线检查

可见右心室、右心房增大。右心房压升高者,可见奇静脉扩张和胸腔积液;有腹水者,横膈上抬。透视时可看到右心房收缩期搏动。

(二)心电图检查

无特征性改变。可示右心室肥厚、劳损右心房肥大;并常有右束支阻滞。

(三)超声心动图检查

可见右心室、右心房增大,上下腔静脉增宽及搏动;二维超声心动图声学造影可证实反流,多普勒可判断反流程度。

五、诊断及鉴别诊断

根据典型杂音,右心室右心房增大及体循环淤血的症状及体征,一般不难作出诊断。应与二尖瓣关闭不全、低位室间隔缺损相鉴别。超声心动图声学造影及多普勒可确诊,并可帮助作出病因诊断。

六、治疗

(1)针对病因的治疗。

(2)由于右心压力低,三尖瓣口血流缓慢,易产生血栓,且三尖瓣置换有较高的手术病死率并且远期存活率低,一般尽量采用三尖瓣成形术来纠正三尖瓣关闭不全。如单纯瓣环扩大、瓣叶病变轻、外伤性乳头肌断裂等可行三尖瓣成形术治疗。成形方法包括瓣环成形术和瓣膜成形术。

第四节 三尖瓣狭窄

一、病因

三尖瓣狭窄病变较少见,几乎均由风湿病所致,小部分病因有三尖瓣闭锁、右心房肿瘤。临床特征为症状进展迅速,类癌综合征常同时伴有三尖瓣反流;偶尔,右心室流出道梗阻可由心包缩窄、心外肿瘤及赘生物引起。

风湿性三尖瓣狭窄几乎均同时伴有二尖瓣病变,在多数患者中主动脉瓣亦可受累。

二、病理生理

风湿性二尖瓣狭窄的病理变化与二尖瓣狭窄相似,腱索有融合和缩短,瓣叶尖端融合,形成一隔膜样孔隙。

当运动或吸气使三尖瓣血流量增加时及当呼气使三尖瓣血流减少时,右心房和右心室的舒张期压力阶差即增大。若平均舒张期压力阶差超过 0.7 kPa (5 mmHg)时,即足以使平均右心房压升高而引起体静脉淤血,表现为颈静脉充盈、肝大、腹水和水肿等体征。

三、临床表现

(一)症状

三尖瓣狭窄致低心排血量可引起疲乏,体静脉淤血可引起恶心呕吐、食欲缺乏等消化道症状及全身不适感,由于颈静脉搏动的巨大"a"波,使患者感到颈部有搏动感。

(二)体征

主要体征为胸骨左下缘低调隆隆样舒张中晚期杂音,也可伴舒张期震颤,可有开瓣拍击音。增加体静脉回流方法可使之更明显,呼气及 Valsalva 动作使之减弱。

四、辅助检查

(一)X 线检查

主要表现为右心房明显扩大,下腔静脉和奇静脉扩张,但无肺动脉扩张。

(二)心电图检查

示Ⅱ、V_1导电压增高;由于多数二尖瓣狭窄患者同时合并有二尖瓣狭窄,故心电图亦常提示双侧心房肥大。

(三)超声心动图检查

其变化与二尖瓣狭窄时观察到的相似,M型超声心动图常显示瓣叶增厚,前叶的EF斜率减慢,舒张期与隔瓣显示矛盾运动、三尖瓣钙化和增厚;二维超声心动图对诊断三尖瓣狭窄较有帮助,其特征为舒张期瓣叶呈圆顶状,增厚、瓣叶活动受限。

五、诊断及鉴别诊断

根据典型杂音、心房扩大及体循环淤血的症状和体征,一般即可作出诊断,对诊断有困难者可行右心导管检查,若三尖瓣平均跨瓣舒张压差低于0.3 kPa(2 mmHg),即可诊断为三尖瓣狭窄。应注意与右心房黏液瘤、缩窄性心包炎等疾病相鉴别。

六、治疗

限制钠盐摄入及应用利尿剂,可改善体循环淤血的症状和体征;如狭窄显著,可行三尖瓣分离术或经皮球囊扩张瓣膜成形术。

第五节 主动脉瓣关闭不全

一、病理生理

主动脉瓣关闭不全引起的基本血流动力学障碍是舒张期左心室内压力大大低于主动脉,故大量血液反流回左心室,使左心室舒张期负荷加重,左心室舒张期末容积逐渐增大,容量负荷过度。早期收缩期左心室每搏量增加,射血分数正常,晚期左心室进一步扩张,心肌肥厚,当左心室收缩减弱时,每搏量减少,左心室舒张期末压力升高,最后导致左心房、肺静脉和肺毛细血管压力升高,出现肺淤血。主动脉瓣反流明显时,主动脉舒张压明显下降,冠脉灌注压降低,心肌供血减少,进一步使心肌收缩力减弱。

(一)左心室容量负荷过度

主动脉瓣关闭不全时,左心室在舒张期除接纳从左心房流入的血液外,还接受从主动脉反流的血液,造成左心室舒张期充盈量过大,容量负荷过度。左心室的代偿能力是影响病理生理改变的重要因素,也决定了急、慢性主动脉瓣关闭不全血流动力学障碍的明显差异。

1.急性主动脉瓣关闭不全

左心室顺应性及心腔大小正常,面对舒张期急剧增加的充盈量,左心室来不及发生代偿性扩张和肥大,导致舒张期充盈压显著增高,迫使左心房压、肺静脉和肺毛细血管压力升高,引起呼吸困难和肺水肿,并导致肺动脉高压和右心功能障碍,此时患者表现出体循环静脉压升高和右心衰竭的症状和体征。

当左心室舒张末期压力超过 $4.0 \sim 5.3$ kPa($30 \sim 40$ mmHg)时,可使二尖瓣提前关闭,对肺循环有一定的保护作用,但效力有限。由于急性者左心室舒张末容量仅能有限的增加,即使左心室收缩功能正常或增加,并有代偿性心动过速,心排血量仍减少。

2.慢性主动脉瓣关闭不全

主动脉反流量逐渐增大,左心室充分发挥代偿作用,通过 Frank-Starling 定律调节左心室容量-压力关系,使总的左心室搏出量增加。长期左心室舒张期充盈过度,使心肌纤维被动牵张,刺激左心室发生离心性心肌肥大,心脏重量明显增加,心腔明显扩大。

代偿期扩张肥大的心肌收缩力增强,能充分将心腔内血液排出,每搏量明显增加,前向血流量、射血分数及收缩末期容量正常。

由于主动脉反流血量过大及肥大心肌退行性变和纤维化,左心室舒张功能受损。当左心室容量负荷超过心肌的代偿能力时,进入失代偿期。此时,心肌顺应性降低,心室舒张速度减慢,左心室舒张末压升高,左心房压力和肺循环压力升高,引起肺淤血和呼吸困难。同时,心肌收缩力减弱,每搏量减少,前向血流量及射血分数降低。左心室收缩末期容量增加是左心收缩功能障碍的敏感指标之一。

(二)脉压增宽

慢性主动脉瓣关闭不全时,因左心室充盈量增加,每搏量增加,主动脉收缩压升高,而舒张期血液向左心室反流又使主动脉舒张压降低,压差增大。当主动脉舒张压<6.7 kPa(50 mmHg)时,提示有严重的主动脉瓣关闭不全。急性主动

脉瓣关闭不全时,因心肌收缩功能受损,主动脉收缩压不高甚至降低,而左心室舒张末压明显升高,主动脉舒张压正常或轻度降低,压差可接近正常。

(三)心肌供血减少

由于主动脉舒张压降低和左心室舒张压升高,冠状动脉灌注压降低;左心室壁张力增加压迫心肌内血管,使心肌供血减少。交感神经兴奋反射性引起心率加快及心肌肥大和室壁张力增加又再次增加心肌耗氧量,故主动脉瓣关闭不全患者可出现心肌缺血和心绞痛,多出现在主动脉瓣关闭不全的晚期。

二、临床表现

(一)症状

主动脉瓣关闭不全患者一旦出现症状(表 4-2),往往有不可逆的左心功能不全。

表 4-2 重度主动脉瓣关闭不全典型体征

视诊及触诊	
de Musset 征	伴随每次心搏的点头征,由于动脉搏动过强所致
Muller 征	腭垂的搏动或摆动
Quincke 征	陷落脉或水冲脉,即血管突然短暂的充盈及塌陷
听诊	
Hill 征	袖带测压时,上下肢收缩压相差 8.0 kPa(60 mmHg),正常时<2.7 kPa(20 mmHg)
Traube 征	股动脉收缩音及舒张音增强,即枪击音
Duroziez 征	用听诊器轻压股动脉产生的杂音
de tambour 杂音	第二心音增强,带有铃声特点,常见于梅毒性主动脉瓣反流

1.心悸和头部搏动

心脏冲动的不适感可能是最早的主诉,由于左心室明显增大,左心室每搏量明显增加,患者常感受到强烈的心悸。情绪激动或体力活动引起心动过速时,每搏量增加明显,此时症状更加突出。由于脉压显著增大,患者常感身体各部有强烈的动脉搏动感,尤以头颈部为甚。

2.呼吸困难

劳力性呼吸困难出现表示心脏储备能力已经降低,以后随着病情进展,可出现端坐呼吸和夜间阵发性呼吸困难,在合并二尖瓣病变时此症状更加明显。

3.胸痛

由于冠脉灌注主要在舒张期,所以主动脉舒张压决定了冠脉流量。重度主动脉瓣关闭不全患者舒张压明显下降,特别是夜间睡眠时心率减慢,舒张压下降进一步加重,冠脉血流更加减少。此外,胸痛发作还可能与左心室射血时引起升主动脉过分牵张或心脏明显增大有关。

4.眩晕

当快速变换体位时,可出现头晕或眩晕,晕厥较少见。

5.其他

如疲乏、过度出汗,尤其在夜间心绞痛发作时出现,可能与自主神经系统改变有关。晚期右心衰竭时可出现食欲缺乏、腹胀、下肢水肿、胸腔积液、腹水等。

（二）体征

1.视诊

颜面较苍白,头部随心脏搏动频率上下摆动(de-Musset 征);指(趾)甲床可见毛细血管搏动征;心尖冲动向左下移位,范围较广,且可见有力的抬举样搏动;右心衰竭时可见颈静脉曲张。

2.触诊

(1)颈动脉搏动明显增强,并呈双重搏动。

(2)主动脉瓣区及心底部可触及收缩期震颤,并向颈部传导。胸骨左下缘可触及舒张期震颤。

(3)颈动脉、桡动脉可触及水冲脉(Corrigan's pulse),即脉搏呈现高容量并迅速下降的特点,尤其是将患者前臂突然高举时更为明显。

(4)肺动脉高压和右心衰竭时,可触及增大的肝脏,肝颈静脉回流征可阳性,下肢指凹性水肿。

3.叩诊

心界向左下扩大。

4.听诊

(1)主动脉舒张期杂音,为一与第二心音同时开始的高调叹气样递减型舒张早期杂音,坐位并前倾和深呼气时明显。一般主动脉瓣关闭不全越严重,杂音的时间越长,响度越大。轻度反流时,杂音限于舒张早期,音调高。中度或重度反流时,杂音粗糙,为全舒张期。杂音为音乐时,提示瓣叶脱垂、撕裂或穿孔。

(2)心底部及主动脉瓣区常可闻及收缩期喷射性杂音,较粗糙,强度 2/6～4/6 级,可伴有震颤,向颈部及胸骨上凹传导,为极大的每搏量通过畸形的主动脉瓣膜所致,并非由器质性主动脉瓣狭窄所致。

(3)Austin-Flint 杂音:心尖区常可闻及一柔和、低调的隆隆样舒张中期或收缩前期杂音,即Austin-Flint杂音,此乃由于主动脉瓣大量反流,冲击二尖瓣前叶,使其振动和移位,引起相对性二尖瓣狭窄;同时主动脉瓣反流与左心房回流血液发生冲击、混合,产生涡流所致。此杂音在用力握拳时增强,吸入亚硝酸异戊酯时减弱。

(4)当左心室明显扩大时,由于乳头肌外移引起功能性二尖瓣反流,可在心尖区闻及全收缩期吹风样杂音,向左腋下传导。

(5)心音:第一心音减弱,第二心音主动脉瓣成分减弱或缺如,但梅毒性主动脉炎时常亢进。由于舒张早期左心室快速充盈增加,心尖区常有第三心音。

(6)周围血管征听诊:股动脉枪击音(Traube 征);股动脉收缩期和舒张期双重杂音(Duroziez 征);脉压增大(Hill 征)。

三、辅助检查

(一)X 线检查

急性期心影多正常,常有肺淤血或肺水肿征。慢性主动脉瓣关闭不全常有以下特点。

(1)左心室明显增大,心脏呈主动脉型。

(2)升主动脉普遍扩张,可以波及主动脉弓。

(3)透视下主动脉搏动明显增强,与左心室搏动配合呈"摇椅样"摆动。

(4)左心房可增大,肺动脉高压或右心衰竭时,右心室增大并可见肺静脉充血、肺间质水肿。

(二)心电图检查

轻度主动脉瓣关闭不全者心电图可正常。严重者可有左心室肥大和劳损,电轴左偏。Ⅰ、aVL、$V_{5\sim6}$ 导联 Q 波加深,ST 段压低和 T 波倒置;晚期左心房增大,也可有束支阻滞(图 4-8)。

(三)超声心动图检查

对主动脉瓣关闭不全及左心室功能评价很有价值,还可显示二叶式主动脉瓣、瓣膜脱垂、破裂或赘生物形成及升主动脉夹层等,有助于病因的判断。

1.M 型超声检查

显示舒张期二尖瓣前叶和室间隔纤细扑动,为主动脉瓣关闭不全的可靠诊断征象。但敏感度低。

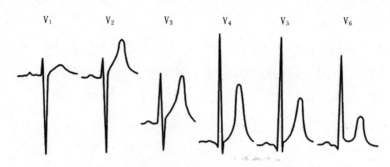

图 4-8　主动脉瓣关闭不全示心电图改变

V_5、V_6 导联出现深 Q 波,R 波增大,S-T 段抬高,T 波增大

2.二维超声检查

可显示瓣膜和升主动脉根部的形态改变,可见主动脉瓣增厚,舒张期关闭对合不佳,有助于病因确定。

3.彩色多普勒超声

由于舒张早期主动脉压和左心室舒张压间的高压差,主动脉瓣反流导致很高流速(超过 4 m/s)的全舒张期湍流。彩色多普勒超声探头在主动脉瓣的心室侧可探及全舒张期高速血流,为最敏感的确定主动脉瓣反流方法,并可通过计算反流量与每搏量的比例,判断其严重程度。

(四)主动脉造影

当无创技术不能确定反流程度并且考虑外科治疗时,可行选择性主动脉造影,可半定量反流程度。

升主动脉造影提示:舒张期造影剂反流至左心室,可以显示左心室扩大。根据造影剂反流量可以估计关闭不全的程度。①Ⅰ度:造影剂反流仅限于主动脉口附近,一次收缩即可排出。②Ⅱ度:造影剂反流于左心室中部,一次收缩即可排出。③Ⅲ度:造影剂反流于左心室全部,一次收缩不能全部排出。

(五)磁共振显像

诊断主动脉疾病如主动脉夹层极准确。可目测主动脉瓣反流射流,可半定量反流程度,并能定量反流量和反流分数。

四、诊断和鉴别诊断

发现典型的主动脉瓣关闭不全的舒张期杂音伴周围血管征即可诊断,超声心动图可明确诊断。主动脉瓣舒张早期杂音应与下列杂音和疾病鉴别。

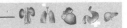

(一)Graham-Steell 杂音

见于严重肺动脉高压伴肺动脉扩张所致肺动脉瓣关闭不全,常有肺动脉高压体征,如胸骨左缘抬举样搏动、第二心音肺动脉瓣成分亢进等。

(二)肺动脉瓣关闭不全

胸骨左缘舒张期杂音吸气时增强,用力握拳时无变化。颈动脉搏动正常,肺动脉瓣区第二心音亢进,心电图示右心房和右心室肥大,X线检查示肺动脉主干突出。多见于二尖瓣狭窄及房间隔缺损。

(三)冠状动静脉瘘

可闻及主动脉瓣区舒张期杂音,但心电图及X线检查多正常,主动脉造影可见主动脉与右心房、冠状窦或右心室之间有交通。

(四)主动脉窦瘤破裂

杂音与主动脉瓣关闭不全相似,但有突发性胸痛,进行性右心功能衰竭,主动脉造影及超声心动图检查可确诊。

五、并发症

(1)充血性心力衰竭:为主动脉瓣关闭不全的主要死亡原因。一旦出现心功能不全的症状,往往在2~3年死亡。

(2)感染性心内膜炎:较常见。

(3)室性心律失常:较常见。

六、治疗

(一)内科治疗

1.预防感染性心内膜炎

避免上呼吸道感染及全身感染,防止发生心内膜炎。

2.控制充血性心力衰竭

避免过度的体力劳动及剧烈运动,限制钠盐摄入。无症状患者出现左心室扩大,特别是 EF 降低时,应给予地高辛。

3.控制高血压

控制高血压至关重要,因为它可加重反流程度。当伴发升主动脉根部扩张时,高血压也可促进主动脉夹层的发生。目前研究证实,应用血管扩张药特别是血管紧张素转换酶抑制剂能防止或延缓左心扩大,逆转左心室肥厚,防止心肌重构。

(二)外科治疗

主动脉瓣关闭不全,一旦心脏失去代偿功能,病情将急转直下,多数在出现心力衰竭后 2 年内死亡。主动脉瓣关闭不全的彻底治疗方法是主动脉瓣置换术。最佳的手术时机为左心室功能衰竭刚刚开始即严重心力衰竭发生之前手术,或虽无症状,但左心室射血分数低于正常和左心室舒张末期内径>60 mm 左右,应进行手术治疗。

对于左心室功能正常而无症状的患者,心脏结构改变不明显的应密切随诊,每 6 个月复查超声心动图及时发现手术时机。一旦出现症状或出现左心室功能衰竭或左心室明显增大应及时手术。

1.人工瓣膜置换术

风湿性和绝大多数其他病因引起的主动脉瓣关闭不全均宜施行瓣膜置换术。分机械瓣和生物瓣两种。心脏明显扩大、长期左心功能不全的患者,手术死亡率约为 10%,尽管如此,由于药物治疗的预后较差,即使有左心衰竭也应考虑手术治疗。

2.瓣膜修复术

较少用,通常不能完全消除主动脉瓣反流,仅适用于感染性心内膜炎主动脉瓣赘生物或穿孔、主动脉瓣与其瓣环撕裂。由于升主动脉动脉瘤使瓣环扩张所致的主动脉瓣关闭不全,可行瓣环紧缩成形术。

3.急性主动脉瓣关闭不全的治疗

严重急性主动脉瓣关闭不全迅速发生急性左心功能不全、肺水肿和低血压,极易导致死亡,故应在积极内科治疗的同时,及早采用手术治疗,以挽救患者的生命。术前应静脉滴注正性肌力药物如多巴胺或多巴酚丁胺和血管扩张药如硝普钠,以维持心功能和血压。

第五章 呼吸内科疾病

第一节 流行性感冒

一、概述

流行性感冒（简称流感）是由流感病毒引起的急性呼吸道传染病，是人类面临的主要公共健康问题之一。1918 年第一次流感世界大流行死亡人数达 2 000 万，比第一次世界大战死亡人数还多，以后陆续在 1957 年（H_2N_2）、1968 年（H_1N_1）、1977 年（H_1N_1）均有大流行。而近年来禽流感病毒 H_5N_1 连续在亚洲多个国家造成人类感染，形成了对公共卫生的严重威胁，同时也一再提醒人们，一次新的流感大流行随时可能发生。

二、病原学与致病性

流感病毒呈多形性，其中球形直径为 80～120 nm，有囊膜。流感病毒属正黏病毒科，流感病毒属，基因组为分节段、单股、负链 RNA。根据病毒颗粒核蛋白（NP）和基质蛋白（M_1）抗原及其基因特性的不同，流感病毒分为甲、乙、丙三型。

甲型流感病毒基因组由 8 个节段的单链 RNA 组成，负责编码病毒所有结构蛋白和非结构蛋白。甲型流感病毒囊膜上有 3 种突起：H、N 和 M_2 蛋白，血凝素（H）和神经氨酸酶（N）为 2 种穿膜糖蛋白，它们突出于脂质包膜表面，分别与病毒吸附于敏感细胞和从受染细胞释放有关。第 3 种穿膜蛋白是 M_2 蛋白，这是一种离子通道蛋白，为病毒进入细胞后脱衣壳所必需。根据其表面 H 和 N 抗原的不同，甲型流感病毒又分成许多亚型。甲型流感病毒的血凝素共有 16 个亚型（$H_{1\sim16}$）。神经氨酸酶则有 9 个亚型（$N_{1\sim9}$）。所有 16 个亚型的血凝素和 9 个亚型的神经氨酸酶都在禽类中检测出，但只有 H_1、H_2、H_3、H_5、H_7、H_9、N_1、N_2、N_3、N_7，可能还有 N_8 亚型引起人类流感流行。

流感病毒表面抗原特别是 H 抗原具有高度易变性，以此逃脱机体免疫系统对它的记忆、识别和清除。流感病毒抗原性变异形式有两种：抗原性飘移和抗原性转变。抗原性飘移主要是由于编码 H 或 N 蛋白基因点突变导致 H 或 N 蛋白分子上抗原位点氨基酸的替换，并由于人群选择压力使得小变异逐步积累。抗原性转变只发生于甲型流感病毒，当2种不同的甲型流感病毒同时感染同一宿主细胞时，其基因组的各节段可能会重新分配或组合，导致新的血凝素和/或神经氨酸酶的出现，或者是 H、N 之间新的组合，从而产生一种新的甲型流感的亚型。

流感病毒在进入宿主细胞之后，其血凝素蛋白需先经宿主细胞的蛋白酶消化，成为 2 个由二硫键相连的多肽，这一过程病毒的致病性密切相关。在人类呼吸道和禽类胃肠道中有一种胰酶样的蛋白酶能够酶切流感病毒的血凝素，因此流感病毒往往引起人类呼吸道感染和禽类胃肠道感染。宿主细胞表面对病毒血凝素的受体在人和禽类之间是不同的，因此通常多数禽流感病毒不感染人类，但是已经有越来越多的证据表明，某些禽流感病毒可越过种属界限而感染人类。当两种分别来源于人和禽的流感同时感染同一例患者时，或另一种可能的中间宿主猪（因为猪对禽流感和人流感都敏感，而且与禽类和人都可能有密切接触），2 种病毒就有可能在复制自身的过程中发生基因成分的交换，产生新的"杂交"病毒。由于人类对其缺乏免疫力，因此患者往往病情严重，死亡率极高。

三、流行病学

流感传染源主要为流感患者和隐性感染者。人禽流感主要是患禽流感或携带禽流感病毒的鸡、鸭、鹅等家禽及其排泄物，特别是鸡传播。流感病毒主要是通过空气飞沫和直接接触传播。人禽流感是否还可通过消化道或伤口传播，至今尚缺乏证据。人对流感病毒普遍易感，新生儿对流感及其病毒的敏感性与成年人相同。青少年发病率高，儿童病情较重。流感流行具有一定的季节性。我国北方常发生于冬季，而南方多发生在冬夏两季，然而流感大流行可发生在任何季节。

根据发生特点不同流感发生可分为散发、暴发、流行和大流行。散发一般在非流行期间，患者在人群中呈散在零星分布，各患者在发病时间及地点上没有明显的联系。暴发是指一个集体或小地区在相当短时间内突然发生很多流感患者。流行是指在较大地区内流感发病率明显超出当地同期发病率水平,流感流行时发病率一般为5%～20%。大流行的发生是由于新亚型毒株出现,由于人群普遍地缺乏免疫力,疾病传播迅速,流行范围超出国界和洲界,发病率可超过50%。世界性流感大流行间隔10年左右,常有2～3个波,通常第一波持续时间短,发病率高,第二波持续时间长,发病率低,有时还有第三波,第一波主要发生在城市和交通便利的地方,第二波主要发生在农村及交通闭塞地区。

四、临床表现

流感的潜伏期一般为1～3天。起病多急骤,症状变化较多,主要以全身中毒症状为主,呼吸道症状轻微或不明显。季节性流感多发于青少年,临床表现和轻重程度差异颇大,病死率通常不高,一般恢复快,不留后遗症,死者多为年迈体衰、年幼体弱或合并有慢性疾病的患者。最近在亚洲国家发生的人感染 H_5N_1 禽流感病毒有别于常见的季节性流感。感染后的临床症状往往比较严重,死亡率高达50%,并且常常累及多种器官。流感根据临床表现可分为单纯型、肺炎型、中毒型、胃肠型。

(一)单纯型

本型最为常见,先有畏寒或寒战,发热,继之全身不适,腰背发酸、四肢疼痛,头昏、头痛。大部分患者有轻重不同的打喷嚏、鼻塞、流涕、咽痛、干咳或伴有少量黏液痰,有时有胸骨后烧灼感、紧压感或疼痛。发热可高达39～40℃,一般持续2～3天渐降。部分患者可出现食欲缺乏、恶心、便秘等消化道症状。年老体弱的患者,症状消失后体力恢复慢,常感软弱无力、多汗,咳嗽可持续1～2周或更长。体格检查:患者可呈重病容,衰弱无力,面部潮红,皮肤上偶有类似麻疹、猩红热、荨麻疹样皮疹,软腭上有时有点状红斑,鼻咽部充血水肿。本型中较轻者病情似一般感冒,全身和呼吸道症状均不显著,病程仅1～2天,单从临床表现难以确诊。

(二)肺炎型

本型常发生在2岁以下的小儿,或原有慢性基础疾病,如二尖瓣狭窄、肺源性心脏病、免疫力低下及孕妇、年老体弱者。其特点是:在发病后24小时内可出现高热、烦躁、呼吸困难、咳血痰和明显发绀。全肺可有呼吸音减低、湿啰音或哮鸣音,但无肺实变体征。胸部X线可见双肺广泛小结节性浸润,近肺门较多,肺周围较少。上述症状可进行性加重,抗生素无效。病程1周至2月余,大部分患者可逐渐恢复,也可因呼吸循环衰竭在5～10天死亡。

(三)中毒型

本型较少见。肺部体征不明显,具有全身血管系统和神经系统损害,有时可有脑炎或脑膜炎表现。临床表现为高热不退,神志昏迷,成人常有谵妄,儿童可发生抽搐。少数患者由于血管神经系统紊乱或肾上腺出血,导致血压下降或休克。

(四)胃肠型

本型主要表现为恶心、呕吐和严重腹泻,病程2～3天,恢复迅速。

五、诊断

流感的诊断主要依据流行病学资料,并结合典型临床表现确定,但在流行初期,散发或轻型的患者诊断比较困难,确诊往往需要实验室检查。流感常用辅助检查。

(一)一般辅助检查

1.外周血常规

白细胞总数不高或偏低,淋巴细胞相对增加,重症患者多有白细胞总数及淋巴细胞下降。

2.胸部影像学检查

单纯型患者胸部X线检查可正常,但重症尤其肺炎型患者胸部X线检查可显示单侧或双侧肺炎,少数可伴有胸腔积液等。

(二)流感病毒病原学检测及分型

流感病毒病原学检测及分型对确诊流感及与其他疾病如严重急性呼吸综合征等鉴别十分重要,常用病毒学检测方法主要有以下几种。

1.病毒培养分离

病毒培养分离是诊断流感最常用和最可靠的方法之一。目前分离流感病毒主要应用马达犬肾细胞为宿主系统。培养过程中观察细胞病变效应,并可应用血清学实验来进行鉴定和分型。传统的培养方法对于流感病毒的检测因需要时间较长(一般需要4～5天),不利于早期诊断和治疗。近年来新出现了一种快速流感病毒实验室培养技术——离心培养技术,在流感病毒的快速培养分离上发挥了很大作用。离心培养法是在标本接种后进行长时间的低速离心,使标本中含病毒的颗粒在外力作用下被挤压吸附于培养细胞上,从而大大缩短了培养时间。

2.血清学诊断

血清学诊断主要是检测患者血清中的抗体水平,即用已知的流感病毒抗原来检测血清中的抗体,此法简便易行、结果可信。血清标本应包括急性期和恢复期双份血清。急性期血样应在发病后 7 天内采集,恢复期血样应在发病后 2～4 周采集。双份血清进行抗体测定,恢复期抗体滴度较急性期有 4 倍或以上升高,有助于确诊和回顾性诊断,单份血清一般不能用作诊断。

3.病毒抗原检测

对于病毒抗原的检测的方法主要有两类:直接免疫荧光抗体法和快速酶(光)免法。直接免疫荧光抗体法用抗流感病毒的单克隆抗体直接检测临床标本中的病毒抗原,应用亚型特异性的单抗能够快速和直接地检测标本中的病毒抗原,并且可以进一步进行病毒的分型,不仅可用于诊断,还可以用于流行病学的调查。目前快速酶免疫法、荧光免疫法主要有 Directigen Flu A、Directigen Flu A plus B、Binax Now Flu A and B、Biostar Flu OIA、Quidel Quick Vue 和 Zstat Flu test 等。值得注意的是,上述几种检测方法对于乙型流感病毒的检测效果不如甲型。

4.病毒核酸检测

以聚合酶链反应技术为基础发展出了各种各样的病毒核酸检测方法,在流感病毒鉴定和分型方面发挥着越来越大的作用,不仅可以快速诊断流感,并且可以根据所分离病毒核酸序列的不同对病毒进行准确分型。常用的方法有核酸杂交、反转录-聚合酶链反应、多重反转录-聚合酶链反应、酶联免疫聚合酶链反应、实时定量聚合酶链反应、依赖性核酸序列扩增、荧光聚合酶链反应等方法。以上述各种检测方法为基础,很多生物制品公司开发出多种试剂盒供临床快速检测应用。近年来,应用基因芯片对流感病毒进行检测和分型是研究的一大热点,基因芯片灵敏度极高,并且可以同时检测多种病毒,尤其适用于流感多亚型、易变异的特点。目前多种基因芯片技术已应用到流感病毒的检测和分型中。

六、鉴别诊断

流感主要与除流感病毒的多种病毒、细菌等病原体引起的流感样疾病相鉴别。确诊需依据实验室检查,如病原体分离、血清学检查和核酸检测。

(1)普通感冒:普通感冒可由多种呼吸道病毒感染引起。除注意收集流行病学资料以外,通常流感全身症状比普通感冒重,而普通感冒呼吸道局部症状更突出。

(2)严重急性呼吸综合征:严重急性呼吸综合征是由严重急性呼吸综合征冠状病毒引起的一种具有明显传染性,可累及多个脏器、系统的特殊肺炎,临床上以发热、乏力、头痛、肌肉关节疼痛等全身症状和干咳、胸闷、呼吸困难等呼吸道症状为主要表现。临床表现类似肺炎型流感。根据流行病学史,临床症状和体征,一般实验室检查,胸部 X 线影像学变化,配合严重急性呼吸综合征病原学检测阳性,排除其他疾病,可做出严重急性呼吸综合征的诊断。

(3)肺炎支原体感染:发热、头痛、肌肉疼痛等全身症状较流感轻,呛咳症状较明显,或伴少量黏痰。胸部 X 线检查可见内肺纹理增深,并发肺炎时可见肺部斑片状阴影等间质肺炎表现。痰及咽拭子标本分离肺炎支原体可确诊。血清学检查对诊断有一定帮助,核酸探针或聚合酶链反应有助于早期快速诊断。

(4)衣原体感染:发热、头痛、肌肉疼痛等全身症状较流感轻,可引起鼻窦炎、咽喉炎、中耳炎、气管-支气管炎和肺炎。实验室检查可帮助鉴别诊断,包括病原体分离、血清学检查和聚合酶链反应检测。

(5)嗜肺军团菌感染:夏秋季发病较多,并常与空调系统及水源污染有关。起病较急,畏寒、发热、头痛等,全身症状较明显,呼吸道症状表现为咳嗽、黏痰、痰血、胸闷、气促,少数可发展为 ARDS;呼吸道以外的症状亦常见,如腹泻、精神症状及心功能和肾功能障碍,胸部 X 线检查示炎症浸润影。呼吸道分泌物、痰、血培养阳性可确定诊断,但检出率低。对呼吸道分泌物用直接荧光抗体检测抗原或用聚合酶链反应检查核酸,对早期诊断有帮助。血清、尿间接免疫荧光抗体测定,亦具诊断意义。

七、治疗

隔离患者,流行期间对公共场所加强通风和空气消毒,避免传染他人。

合理应用对症治疗药物,可对症应用解热药、缓解鼻黏膜充血药物、止咳祛痰药物等。

尽早应用抗流感病毒药物治疗:抗流感病毒药物治疗只有早期(起病 1~2 天)使用,才能取得最佳疗效。抗流感病毒化疗药物现有离子通道 M_2 阻滞剂(表 5-1)和神经氨酸酶抑制剂两类,前者包括金刚烷胺和金刚乙胺;后者包括奥司他韦和扎那米韦。

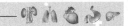

表 5-1　金刚烷胺和金刚乙胺用法和剂量

药名	年龄(岁)			
	1～9	10～12	13～16	≥65
金刚烷胺	5 mg/(kg·d)(最高150 mg/d)分 2 次	100 mg 每天 2 次	100 mg 每天 2 次	≤100 mg/d
金刚乙胺	不推荐使用	不推荐使用	100 mg 每天 2 次	100 mg 或 200 mg/d

(一)离子通道 M_2 阻滞剂

金刚烷胺和金刚乙胺。对甲型流感病毒有活性,抑制其在细胞内的复制。在发病 24～48 小时内使用,可减轻发热和全身症状,减少病毒排出,防止病毒扩散。金刚烷胺在肌酐清除率≤50 mL/min 时酌情减少用量,并密切观察其不良反应,必要时停药。血透对金刚烷胺清除的影响不大。肌酐清除率<10 mL/min 时金刚乙胺应减为 100 mg/d;对老年和肾功能减退患者应监测不良反应。不良反应主要有:中枢神经系统有神经质、焦虑、注意力不集中和轻微头痛等,其发生率金刚烷胺高于金刚乙胺;胃肠道反应主要表现为恶心和呕吐。这些不良反应一般较轻,停药后大多可迅速消失。

(二)神经氨酸酶抑制剂

神经氨酸酶抑制剂对甲、乙两型流感病毒都是有效的,目前有 2 个品种,即奥司他韦和扎那米韦,我国临床目前只有奥司他韦。

(1)用法和剂量:奥司他韦为成人 75 mg,每天 2 次,连服 5 天,应在症状出现 2 天内开始用药。儿童用法见表 5-2,1 岁以内不推荐使用。扎那米韦为 6 岁以上儿童及成人剂量均为每次吸入 10 mg,每天 2 次,连用 5 天,应在症状出现 2 天内开始用药。6 岁以下儿童不推荐使用。

表 5-2　儿童奥司他韦用量

药名	体重(kg)			
	≤15	16～23	24～40	>40
奥司他韦(mg)	30	45	60	75

(2)不良反应:奥司他韦不良反应少,一般为恶心、呕吐等消化道症状,也有腹痛、头痛、头晕、失眠、咳嗽、乏力等不良反应的报道。扎那米韦吸入后最常见的不良反应有头痛、恶心、咽部不适、眩晕、鼻出血等。个别哮喘和慢性阻塞性肺疾病患者使用后可出现支气管痉挛和肺功能恶化。

（3）肾功能不全的患者无须调整扎那米韦的吸入剂量。对肌酐清除率 <30 mL/min的患者，奥司他韦减量至 75 mg，每天 1 次。

需要注意的是：因神经氨酸酶抑制剂对甲、乙两型流感病毒均有效且耐药发生率低，不会引起支气管痉挛，而 M_2 受体阻滞剂都只对甲型流感病毒有效且在美国耐药率较高，因此美国目前推荐使用抗流感病毒药物仅有奥司他韦和扎那米韦，只有有证据表明流行的流感病毒对金刚烷胺或金刚乙胺敏感才用于治疗和预防流感。对于那些非卧床的流感患者，早期吸入扎那米韦或口服奥司他韦能够降低发生下呼吸道并发症的可能性。另外自 2004 年以来，绝大多数 H_5N_1 病毒株对神经氨酸酶抑制剂敏感，而对金刚烷胺类耐药，因此确诊为 H_5N_1 禽流感病毒感染的患者或疑似患者推荐用奥司他韦治疗。

（三）并发症治疗

肺炎型流感常见并且最重要的并发症为细菌的二重感染，尤其是细菌性肺炎，其治疗详见相关章节。肺炎型流感尤其重症患者往往有严重呼吸窘迫、缺氧，严重者可发生急性呼吸窘迫综合征，应给予患者氧疗，必要时行无创或有创机械通气治疗。对于中毒型或胃肠型流感患者，应注意纠正患者水、电解质平衡，维持血流动力学稳定。

八、预防

隔离患者，流行期间对公共场所加强通风和空气消毒，切断传染链，终止流感流行。流行期间减少大型集会及集体活动，接触者应戴口罩。

目前接种流感病毒疫苗是当今预防流感疾病发生、流行的最有效手段。当疫苗和流行病毒抗原匹配良好时，流感疫苗在 <65 岁的健康人群中可预防 70%～90%的疾病发生。由于免疫系统对接种疫苗需要 6～8 周才起反应，所以疫苗必须在流感季节到来之前接种，最佳时间为 10 月中旬至 11 月中旬。由于流感病毒抗原性变异较快，所以人类无法获得持久的免疫力，进行流感疫苗接种后人体可产生免疫力，但对新的变异病毒株无保护作用。因此在每年流感疫苗生产之前，都要根据当时所流行病毒的抗原变化来调整疫苗的组成，以求最大的保护效果。

流感疫苗包括减毒活疫苗和灭活疫苗。至今对于病毒快速有效的减毒方法和准确的减毒标准仍存在许多不确定因素，因此减毒疫苗仍不能广泛应用。现在世界范围内广泛使用的流感病毒疫苗以纯化、多价的灭活疫苗为主。

美国疾病预防控制中心制定的流感疫苗和抗病毒剂使用指南推荐，每年接受一次流感疫苗接种的人员包括学龄儿童;6个月至4岁的儿童;50岁以上的成年人;6个月至18岁的高危Reye综合征(因长期使用阿司匹林治疗)患者;将在流感季节怀孕的妇女;慢性肺炎(包括哮喘)患者;心脏血管(高血压除外)疾病患者,肾、肝、血液或代谢疾病(包括糖尿病)患者;免疫抑制人员;在某些条件下危及呼吸功能人员;居住在养老院的人员和其他慢性疾病患者的护理人员;卫生保健人员;接触年龄<5岁和年龄>50岁的健康人员和爱心志愿者(特别是接触<6个月婴儿的人员);感染流感可引发严重并发症的人员。

流感疫苗接种的不良反应主要为注射部位疼痛,偶见发热和全身不适,大多可自行恢复。

应用抗流感病毒药物。明确或怀疑某部门流感暴发时,对所有非流感者和未进行疫苗接种的医务人员可给予金刚烷胺、金刚乙胺或奥司他韦进行预防性治疗,时间持续2周或流感暴发结束后1周。

第二节　支气管扩张症

支气管扩张症是支气管慢性异常扩张的疾病,直径>2 mm中等大小近端支气管及其周围组织慢性炎症及支气管阻塞,引起支气管组织结构较严重的病理性破坏所致。儿童及青少年多见,常继发于麻疹、百日咳后的支气管炎,迁延不愈的支气管肺炎等。主要症状为慢性咳嗽、咳大量脓痰和/或反复咯血。

一、病因和发病机制

(一)支气管-肺组织感染

婴幼儿时期支气管肺组织感染是支气管扩张最常见的病因。由于婴幼儿支气管较细,且支气管壁发育尚未完善,管壁薄弱,易于阻塞和遭受破坏。反复感染破坏支气管壁各层组织,尤其是肌层组织及弹性组织的破坏,减弱了对管壁的支撑作用。支气管炎使支气管黏膜充血、水肿、分泌物堵塞引流不畅,从而加重感染。左下叶支气管细长且位置低,受心脏影响,感染后引流不畅,故发病率高。左舌叶支气管开口与左下叶背段支气管开口相邻,易被左下叶背段感染累及,因此两叶支气管同时扩张亦常见。

支气管内膜结核引起管腔狭窄、阻塞、引流不畅,导致支气管扩张。肺结核纤维组织增生、牵拉收缩,亦导致支气管变形扩张,因肺结核多发于上叶,引流好,痰量不多或无痰,所以称之为"干性"支气管扩张。其他如吸入腐蚀性气体、支气管曲霉菌感染、胸膜粘连等可损伤或牵拉支气管壁,反复继发感染,引起支气管扩张。

(二)支气管阻塞

肿瘤、支气管异物和感染均引起支气管腔内阻塞,支气管周围肿大淋巴结或肿瘤的外压可致支气管阻塞。支气管阻塞导致肺不张,失去肺泡弹性组织缓冲,胸腔负压直接牵拉支气管壁引起支气管扩张。右肺中叶支气管细长,有 3 组淋巴结围绕,因非特异性或结核性淋巴结炎而肿大,从而压迫支气管,引起右肺中叶肺不张和反复感染,又称"中叶综合征"。

(三)支气管先天性发育障碍和遗传因素

支气管先天发育障碍,如巨大气管-支气管症,可能是先天性结缔组织异常、管壁薄弱所致的扩张。因软骨发育不全或弹性纤维不足,导致局部管壁薄弱或弹性较差所致支气管扩张,常伴有鼻窦炎及内脏转位(右位心),称为 Kartagener 综合征。与遗传因素有关的肺囊性纤维化,由于支气管黏液腺分泌大量黏稠黏液,分泌物潴留在支气管内引起阻塞、肺不张和反复继发感染,可发生支气管扩张。遗传性 α_1-抗胰蛋白酶缺乏症亦伴有支气管扩张。

(四)全身性疾病

近年来发现类风湿关节炎、克罗恩病、溃疡性结肠炎、系统性红斑狼疮、支气管哮喘和泛细支气管炎等疾病可同时伴有支气管扩张。一些不明原因的支气管扩张,其体液和细胞免疫功能有不同程度的异常,提示支气管扩张可能与机体免疫功能失调有关。

二、病理

发生支气管扩张的主要原因是炎症。支气管壁弹力组织、肌层及软骨均遭到破坏,由纤维组织取代,使管腔逐渐扩张。支气管扩张的形状可为柱状或囊状,亦常混合存在呈囊柱状。典型的病理改变为支气管壁全层均有破坏,黏膜表面常有溃疡及急、慢性炎症,纤毛柱状上皮细胞鳞状化生、萎缩,杯状细胞和黏液腺增生,管腔变形、扭曲、扩张,腔内含有多量分泌物。常伴毛细血管扩张,或支气管动脉和肺动脉的终末支扩张与吻合,进而形成血管瘤,破裂可出现反复大量咯血。支气管扩张发生反复感染,病变范围扩大蔓延,逐渐发展影响肺通气功能及肺弥散功能,导致肺动脉高压,引起肺心病、右心衰竭。

三、临床表现

本病多起病于小儿或青年,呈慢性经过,多数患者在童年期有麻疹、百日咳或支气管肺炎迁延不愈的病史。早期常无症状,随病情发展可出现典型临床症状。

(一)症状

(1)慢性咳嗽、大量脓痰:与体位改变有关,每天痰量可达100~400 mL,支气管扩张分泌物积留,体位变动时分泌物刺激支气管黏膜,引起咳嗽和排痰。痰液静置后分3层:上层为泡沫,中层为黏液或脓性黏液,底层为坏死组织沉淀物。合并厌氧菌混合感染时,则痰有臭味,常见病原体为铜绿假单胞菌、金黄色葡萄球菌、流感嗜血杆菌、肺炎链球菌和卡他莫拉菌。

(2)反复咯血:50%~70%的患者有不同程度的咯血史,从痰中带血至大量咯血,咯血量与病情严重程度、病变范围不一定成比例。部分患者以反复咯血为唯一症状,平时无咳嗽、咳脓痰等症状,称为干性支气管扩张,病变多位于引流良好的上叶支气管。

(3)反复肺部感染:特点为同一肺段反复发生肺炎并迁延不愈,此由于扩张的支气管清除分泌物的功能丧失,引流差,易于反复发生感染。

(4)慢性感染中毒症状:反复感染可引起发热、乏力、头痛、食欲缺乏等,病程较长者可有消瘦、贫血,儿童可影响生长发育。

(二)体征

早期或干性支气管扩张可无异常肺部体征。典型者在下胸部、背部可闻及固定、持久的局限性粗湿啰音,有时可闻及哮鸣音。部分慢性患者伴有杵状指(趾),病程长者可有贫血和营养不良,出现肺炎、肺脓肿、肺气肿、肺心病等并发症时可有相应体征。

四、实验室检查及辅助检查

(一)实验室检查

白细胞总数与分类一般正常,急性感染时白细胞总数及中性粒细胞比例可增高,贫血患者血红蛋白下降,血沉可增快。

(二)X线检查

早期轻症患者胸部平片可无特殊发现,典型X线表现为一侧或双侧下肺纹理增粗紊乱,其中有多个不规则的透亮阴影,或沿支气管分布的蜂窝状、卷发状阴影,急性感染时阴影内可出现小液平面。柱状支气管扩张的 X 线表现是"轨道征",系增厚的支气管壁影。胸部 CT 检查显示支气管管壁增厚的柱状扩张,并延伸至肺周边,或成串、成簇的囊状改变,可含气液平面。支气管造影可确诊此病,并明确支气管扩张的部位、形态、范围和病变严重程度,为手术治疗提供资料。高分辨 CT 检查较常规 CT 检查具有更高的空间和密度分辨力,能够显示以次级肺小叶为基本单位的肺内细微结构,已基本取代支气管造影(图 5-1)。

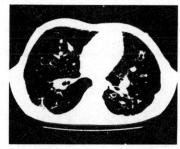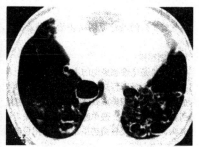

图 5-1 胸部 CT

(三)支气管镜检

支气管镜检可发现出血、扩张或阻塞部位及原因,可进行局部灌洗、清除阻塞,局部止血,取灌洗液行细菌学、细胞学检查,有助于诊断、鉴别诊断与治疗。

五、诊断

根据慢性咳嗽、咳大量脓痰、反复咯血和肺同一肺段反复感染等病史,查体于下胸部及背部可闻及固定而持久的粗湿啰音、结合童年期有诱发支气管扩张的呼吸道感染病史,X 线显示局部肺纹理增粗、紊乱或呈蜂窝状、卷发状阴影,可做出初步临床诊断,支气管造影或高分辨 CT 检查可明确诊断。

六、鉴别诊断

(一)慢性支气管炎

慢性支气管炎多发生于中老年吸烟者,于气候多变的冬春季节咳嗽、咳痰明显,多为白色黏液痰,感染急性发作时出现脓性痰,反复咯血症状不多见,两肺底散在的干湿啰音,咳嗽后可消失。胸片肺纹理紊乱,或有肺气肿改变。

(二)肺脓肿

起病急,全身中毒症状重,有高热、咳嗽、大量脓臭痰,X 线检查可见局部浓密炎症阴影,其中有空洞伴气液平面,有效抗生素治疗炎症可完全吸收。慢性肺脓肿则以往有急性肺脓肿的病史。支气管扩张和肺脓肿可以并存。

(三)肺结核

肺结核常有低热、盗汗、乏力等结核中毒症状,干、湿啰音多位于上肺部,X线胸片和痰结核分枝杆菌检查可做出诊断。结核可合并支气管扩张,部位多见于双肺上叶及下叶背段支气管。

(四)先天性肺囊肿

先天性肺囊肿是一种先天性疾病,无感染时可无症状,X线检查可见多个薄壁的圆形或椭圆形阴影,边界纤细,周围肺组织无炎症浸润,胸部CT检查和支气管造影有助于诊断。

(五)弥漫性泛细支气管炎

慢性咳嗽、咳痰,活动时呼吸困难,合并慢性鼻窦炎,胸片与胸CT有弥漫分布的边界不太清楚的小结节影。类风湿因子、抗核抗体、冷凝集试验可呈阳性,需病理学确诊。大环内酯类的抗生素治疗2个月以上有效。

七、治疗

支气管扩张的治疗原则是防治呼吸道反复感染,保持呼吸道引流通畅,必要时手术治疗。

(一)控制感染

控制感染是急性感染期的主要治疗措施。应根据病情参考细菌培养及药物敏感试验结果选用抗菌药物。轻者可选用氨苄西林或阿莫西林0.5 g,每天4次,或用第一、二代头孢菌素;也可用氟喹诺酮类或磺胺类药物。重症患者需静脉联合用药;如第三代头孢菌素加氨基糖苷类药物有协同作用。假单胞菌属细菌感染者可选用头孢他啶、头孢吡肟和亚胺培南等。若痰有臭味,多伴有厌氧菌感染,则可加用甲硝唑0.5 g静脉滴注,每天2~3次;或替硝唑0.4~0.8 g静脉滴注,每天2次。其他抗菌药物如大环内酯类、四环素类可酌情应用。经治疗后如体温正常,脓痰明显减少,则1周左右考虑停药。缓解期不必常规使用抗菌药物,应适当锻炼,增强体质。

(二)清除痰液

清除痰液是控制感染和减轻全身中毒症状的关键。

(1)祛痰剂:口服氯化铵0.3~0.6 g,或溴己新8~16 mg,每天3次。

(2)支气管舒张剂:由于支气管痉挛,部分患者痰液排出困难,在无咳血的情况下,可口服氨茶碱0.1~0.2 g,每天 3~4 次或其他缓解气道痉挛的药物,也可加用 β_2 受体激动剂或异丙托溴铵吸入。

(3)体位引流:体位引流是根据病变部位采取不同的体位,原则上使患处处于高位,引流支气管的开口朝下,以利于痰液排入大气道咳出,对于痰量多、不易咳出者更重要。每天 2~4 次,每次 15~30 分钟。引流前可行雾化吸入,体位引流时轻拍病变部位以提高引流效果。

(4)纤维支气管镜吸痰:若体位引流痰液难以排出,可行纤维支气管镜吸痰,清除阻塞。可用生理盐水冲洗稀释痰液,并局部应用抗生素治疗,效果明显。

(三)咯血的处理

大咯血最重要的环节是防止窒息。若经内科治疗未能控制,可行支气管动脉造影,对出血的小动脉定位后注入吸入性明胶海绵或聚乙烯醇栓,或导入钢圈进行栓塞止血。

(四)手术治疗

手术治疗适用于心肺功能良好,反复呼吸道感染或大咯血内科治疗无效,病变范围局限于一叶或一侧肺组织者。危及生命的大咯血,明确出血部位时部分病患需急诊手术。

八、预防及预后

积极防治婴幼儿麻疹、百日咳、支气管肺炎及肺结核等慢性呼吸道疾病,增强机体免疫及抗病能力,防止异物及尘埃误吸,预防呼吸道感染。

病变较轻者及病灶局限内科治疗无效手术切除者预后好;病灶广泛,后期并发肺心病者预后差。

第三节 支气管哮喘

支气管哮喘是由嗜酸性粒细胞、肥大细胞和 T 细胞等多种炎症细胞参与的气道慢性炎症。这种炎症使易感者产生气道高反应性和气道缩窄。临床上表现为发作性的带有哮鸣音的呼气性呼吸困难、胸闷或咳嗽。本病可发生于任何年龄,但半数以上在 12 岁前发病。约 40%的患者有家族史。

一、病因和发病机制

(一)病因

哮喘的病因目前还不十分清楚,大多认为与多基因遗传及环境因素有关。

1.遗传因素

许多调查资料表明,哮喘患者亲属发病率高于群体发病率,亲缘关系越近发病率越高。一些学者认为气道高反应性、IgE 调节和特异性反应相关的基因在哮喘发病中起着重要作用。

2.激发因素

尘螨、花粉、真菌、动物毛屑、二氧化硫、氨气等特异和非特异吸入物,细菌、病毒、支原体等的感染,食用鱼虾、鸡蛋、奶制品等异种蛋白,阿司匹林、青霉素等药物,气候变化、运动、妇女的月经期、妊娠等都可能是哮喘的激发因素。

(二)发病机制

哮喘的发病机制目前仍不完全清楚,多数人认为哮喘与变态反应、气道炎症、气道反应性增高及神经等因素相互作用有关。

1.变态反应

当有过敏体质的人接触到某种变应原后,可刺激机体通过 T 细胞的传递,由 B 细胞合成特异性 IgE,后者结合于肥大细胞和嗜碱性粒细胞上,当变应原再次进入体内,抗原抗体相结合,使该细胞合成并释放多种活性物质如组胺、缓激肽、嗜酸性粒细胞趋化因子、慢反应物质等,导致支气管平滑肌收缩、黏液分泌增加、血管通透性增高和炎细胞浸润等。

接触变应原后立即发生哮喘称为速发型哮喘。而更常见的是接触变应原后数小时乃至数十小时后发作的哮喘,称为迟发型哮喘。现在认为迟发型哮喘是由于多种炎症细胞相互作用,许多介质和细胞因子参与的一种慢性炎症反应。

2.气道炎症

目前认为哮喘与气道的慢性炎症有密切的关系,气道内多种炎症细胞如肥大细胞、嗜酸性粒细胞、巨噬细胞、中性粒细胞等浸润、聚集和相互作用,分泌出大量炎症介质和细胞因子,如白三烯、前列腺素、血小板活化因子、血栓素等,引起气道反应性增高,气道收缩,腺体分泌增加,微血管通透性增加。

3.气道高反应性

气道高反应性表现为气道对物理、化学、生物等各种刺激因子出现过强、过早的收缩反应,是哮喘发生、发展的一个重要因素。目前普遍认为气道炎症是导致气道高反应性的重要原因,当气道受到变应原或其他刺激后,由于多种炎症细胞、炎症介质和细胞因子的参与,气道上皮和上皮内神经的损害均可导致气道高反应性。

4.神经因素

支气管受自主神经支配,除了胆碱能神经、肾上腺素能神经,目前研究还有非肾上腺素能非胆碱能神经。β肾上腺素受体功能低下和迷走神经功能亢进可导致支气管哮喘。非肾上腺素能非胆碱能能释放舒张支气管平滑肌的神经递质如血管活性肠肽、一氧化氮及收缩支气管平滑肌的递质如P物质、神经激肽,两者平衡失调,则可引起支气管平滑肌收缩。

二、病理

肺膨胀,支气管及细支气管内有大量黏稠痰液及黏液栓。组织学检查见支气管平滑肌肥厚、黏膜及黏膜下血管增生、血管扩张和微血管渗漏、黏膜水肿、上皮脱落、基底膜显著增厚,支气管壁有嗜酸性粒细胞、中性粒细胞和淋巴细胞浸润。

三、临床表现

(一)症状

发作性的伴有哮鸣音的呼气性呼吸困难或发作性胸闷和咳嗽,有时咳嗽可为唯一的症状(咳嗽变异性哮喘)。严重者被迫采取端坐位,口唇发绀,大汗淋漓。发作持续数小时至数天,可自行缓解或用支气管舒张药缓解。在夜间及凌晨发作和加重是哮喘的特征之一。缓解期无任何症状或异常体征。

(二)体征

哮喘发作时,患者胸廓饱满呈吸气状态,呼吸动度减弱,两肺有广泛哮鸣音。但在严重哮喘时,也可听不到哮鸣音。在严重哮喘时还可出现奇脉、胸腹反常运动、发绀等。

四、并发症

哮喘发作时可并发气胸、纵隔气肿等。长期反复发作和感染易并发慢性支气管炎、肺气肿、肺心病。

五、实验室及其他辅助检查

血液检查嗜酸性粒细胞增高,合并感染时,白细胞总数及中性粒细胞增多。

(一)痰液检查

痰液中可见较多嗜酸性粒细胞,还可见到夏科雷登结晶及库什曼螺旋体。如合并呼吸道感染痰涂片镜检,细菌培养及药敏试验有助于指导治疗。

(二)胸部 X 线检查

检查哮喘发作时,两肺透光度增强,肋间隙增宽,膈平坦。缓解期可无异常。如合并感染可有肺纹理增强或炎性浸润阴影。同时要注意肺不张、气胸或纵隔气肿等并发症的存在。

(三)肺功能检查

哮喘发作时呼气流速各项指标均显著下降:第 1 秒钟用力呼气量(FEV_1)、第 1 秒钟用力呼气量占用力肺活量比值($FEV_1/FVC\%$)、最大呼气中期流速($MMER$)、25% 与 50% 肺活量时的最大呼气流量($MEF_{25\%}$ 与 $MEF_{50\%}$)及呼气流量峰值(PEF)均减少。在缓解期或使用支气管扩张剂后上述指标可好转。

(四)血气分析

哮喘发作时,如有缺氧可有 PaO_2 降低,由于过度通气可使 $PaCO_2$ 下降,pH 上升,表现呼吸性碱中毒。重症哮喘时,气道阻塞严重,可使 CO_2 潴留,$PaCO_2$ 上升,表现呼吸性酸中毒。如缺氧明显,可合并代谢性酸中毒。

(五)特异性变应原检测

可用放射性变应原吸附试验测定特异性 IgE,过敏性哮喘患者血清 IgE 可较正常人高 2~6 倍。在缓解期用来判断变应原,但应防止发生变态反应。也可做皮肤变应原测试,需根据病史和当地生活环境选择可疑的变应原通过皮肤点刺等方法进行,皮试阳性提示患者对该变应原过敏。

六、诊断

(一)诊断标准

(1)反复发作性喘息、呼吸困难、胸闷或咳嗽,多与接触变应原、冷空气、物理、化学性刺激、病毒性上呼吸道感染、运动有关。

(2)发作时在双肺可闻及散在或弥漫性以呼气相为主的哮鸣音,呼气相延长。

（3）上述症状可经治疗缓解或自行缓解。

（4）除外其他疾病引起的喘息、胸闷、咳嗽，如慢性支气管炎、阻塞性肺气肿、支气管扩张、肺间质纤维化、急性左心衰竭等。

（5）症状不典型者（如无明显喘息或体征）至少以下一项试验阳性：支气管舒张试验阳性（FEV_1 增加 15％以上）；支气管激发试验或运动试验阳性；PEF 日内变异率或昼夜波动率≥20％。

符合（1）～（4）条或（4）、（5）条者，即可诊断为支气管哮喘。

（二）哮喘控制水平评估

为了指导临床治疗，世界各国哮喘防治专家共同起草，并不断更新了《全球哮喘防治创议》（GINA）。2006 版 GINA 建议根据哮喘的临床控制情况对其严重程度进行分级（表 5-3，表 5-4）。

表 5-3　哮喘控制水平分级

临床特征	控制 （满足以下所有表现）	部分控制 （任意 1 周出现以下 1 种表现）	未控制
白天症状	无（或≤2 次/周）	>2 次/周	任意 1 周出现部分控制表现≥3 项
活动受限	无	任何 1 次	
夜间症状和/或憋醒	无	任何 1 次	
需接受缓解药物治疗和/或急救治疗	无（或≤2 次/周）	>2 次/周	
肺功能（PEE 和 FEV_1）	正常	<80％预计值或个人最佳值（若已知）	
急性加重	没有	≥1 次/年	任意 1 周出现 1 次

表 5-4　哮喘发作严重程度的评价

临床特点	轻度	中度	重度	危重
气短	步行、上楼时	稍事活动	休息时	
体位	可平卧	多为坐位	端坐呼吸	
讲话方式	连续成句	常有中断	单字	不能讲话
精神状态	尚安静	时有焦虑或烦躁	常焦虑、烦躁	意识障碍
出汗	无	有	大汗淋漓	
呼吸频率	轻度增加	增加	常>30 次/分	
三凹征	无	可有	常有	胸腹矛盾运动

续表

临床特点	轻度	中度	重度	危重
哮鸣音	散在	弥漫	弥漫	可无
脉率	<100 次/分	100～120 次/分	>120 次/分	缓慢
奇脉	无	可有	常有	
使用 β₂ 肾上腺素受体激动剂后 PEF 占正常预计或本人平素最高值%	>80%	60%～80%	<60%	
PaO₂	正常	8.0～10.7 kPa	<8.0 kPa	
PaCO₂	<6.0 kPa	≤6.0 kPa	>6.0 kPa	
SaO₂	>95%	91%～95%	≤90%	
pH			降低	

推荐用于哮喘临床控制水平评估的工具包括哮喘控制测试、哮喘控制问卷、哮喘疗效评估问卷和哮喘控制记分系统。这些工具有助于改善哮喘的控制，逐周或逐月提供可重复的客观指标，改善医护人员和患者之间的交流与沟通。

七、鉴别诊断

(一)心源性哮喘

心源性哮喘常见于左心衰竭，发作时的症状与哮喘相似，但心源性哮喘常有高血压、冠心病、风心病等病史，常有阵发性咳嗽、咳大量粉红色泡沫痰，两肺布满湿啰音及哮鸣音，心界扩大，心尖部可闻及奔马律，胸部 X 线检查可见心脏增大、肺淤血征。

(二)慢性喘息型支气管炎

现认为是慢性支气管炎合并哮喘，多见于老年人，有慢性咳嗽、咳痰病史，多于冬季加重，两肺可闻及湿啰音。

(三)支气管肺癌

中央型肺癌导致支气管狭窄或伴有感染或有类癌综合征时，可出现喘鸣或类似哮喘样呼吸困难，肺部可闻及哮鸣音。但肺癌常有咯血，呼吸困难及哮鸣症状常进行性加重，用支气管扩张剂效果差。胸部 X 线、CT 或纤维支气管镜检查有助于诊断。

(四)变态反应性肺浸润

致病原因为寄生虫、原虫、花粉、化学药品、职业粉尘等,多有接触史,症状轻,多有发热,胸部 X 线表现为多发的此起彼伏的淡片状浸润阴影,可自行消失或再发。

八、治疗

哮喘的防治原则是消除病因、控制发作、防止复发。根据病情,因人而异采取相应综合措施。

(一)去除病因

尽量避免或消除引起哮喘发作的各种诱发因素。

(二)药物治疗

治疗哮喘的药物主要分两类:支气管舒张药和抗炎药。

1.支气管舒张药

(1)β_2 肾上腺素受体激动剂(简称 β_2 受体激动剂):为目前常用的支气管扩张剂,主要是通过激动呼吸道的 β_2 受体,激活腺苷酸环化酶,使细胞内环磷酸腺苷(cAMP)含量增高,从而松弛支气管平滑肌。常用药物有沙丁胺醇、特布他林、非诺特罗等,属短效 β_2 受体激动剂,作用时间为4～6 小时。新一代长效 β_2 受体激动剂如福莫特罗、丙卡特罗、沙美特罗、班布特罗等,作用时间达 12～24 小时。

β_2 受体激动剂的用药方法可采用吸入、口服或静脉注射。首选吸入法,因药物吸入气道直接作用于呼吸道,局部浓度高且作用迅速,全身不良反应少。使用方法为沙丁胺醇或特布他林气雾剂,每天3～4 次,每次 1～2 喷,长效 β_2 受体激动剂如福莫特罗 4.5 μg,每天 2 次,每次 1 喷。沙丁胺醇或特布他林一般口服用法为 2.4～2.5 mg,每天 3 次。注射用药多用于重症哮喘。

(2)茶碱类:也是临床常用的平喘药物之一。除了抑制磷酸二酯酶,提高平滑肌细胞内的 cAMP 浓度外,还具有拮抗腺苷受体、刺激肾上腺分泌肾上腺素、增强呼吸肌收缩、增强气道纤毛消除功能和抗炎作用。

轻度哮喘可口服给药,氨茶碱每次 0.1～0.2 g,每天 3 次,茶碱控释片 200～600 mg/d。中度以上哮喘静脉给药,静脉注射首次剂量 4～6 mg/kg。缓慢注射,静脉滴注维持量为0.8～1.0 mg/kg,每天总量不超过 1.0 g。也可选用喘定0.25 g肌内注射,或 0.5～1.0 g 加入 5% 葡萄糖注射液静脉滴注。

氨茶碱的不良反应有胃肠道症状(恶心、呕吐),心血管反应(心动过速、心律失常、血压下降),严重者可引起抽搐甚至死亡。故老年人、妊娠、有心、肝、肾功能障碍、甲亢患者应慎用,合用西咪替丁、大环内酯类、喹诺酮类等药物可影响茶碱代谢而使其排泄减慢,最好进行血药浓度监测。

(3)抗胆碱药:可减少 cGMP 浓度,从而减少活性物质的释放,使支气管平滑肌松弛。由于全身用药不良反应大,现多用吸入抗胆碱药如异丙托溴铵,一次 20～80 μg,每天 3～4 次。

2.抗炎药

主要治疗哮喘的气道炎症。

(1)糖皮质激素:由于气道慢性非特异性炎症是哮喘的病理基础,糖皮质激素是治疗哮喘最有效的药物。其作用机制是抑制炎症细胞的迁移和活化;抑制细胞因子的生成;抑制炎症介质的释放;增强平滑肌细胞 β_2 受体的反应性,可吸入、口服和静脉使用。

吸入剂是目前推荐长期抗感染治疗哮喘的最常用药,具有用量小、局部高效、不良反应少等优点。目前常用的有倍氯米松、布地奈德、氟替卡松等,根据病情,吸入剂量 200～1 000 μg/d。不良反应为口咽部念珠菌感染、声音嘶哑或呼吸道不适,喷药后用清水漱口可减轻局部反应和胃肠吸收。与长效 β_2 受体激动剂合用增加其抗炎作用,减少吸入激素用量。

常用的口服剂有泼尼松和泼尼松龙。用于吸入糖皮质激素无效或需要短期加强的患者。30～40 mg/d,症状缓解后逐渐减量,然后停用或改用吸入剂。

重度及危重哮喘发作应静脉给药,如氢化可的松 100～400 mg/d,或地塞米松 10～30 mg/d,或甲泼尼龙 80～160 mg/d,症状缓解后逐渐减量,然后改为口服或吸入维持。

(2)色苷酸钠:能抑制肥大细胞释放递质,还能直接抑制神经反射性支气管痉挛。主要用于预防哮喘发作,雾化吸入 3.5～7 mg,或干粉吸入 20 mg,每天 3～4 次。

(3)酮替酚:是 H_1 受体拮抗剂,具有抑制肥大细胞和嗜碱性粒细胞释放生物活性物质的作用。对过敏性、运动性哮喘均有效。每次 1 mg,日服 2 次。也可选用新一代 H_1 受体拮抗剂如阿司咪唑、曲尼斯特、氯雷他定等。不良反应可有倦怠、胃肠道反应、嗜睡、眩晕等。

(4)白三烯拮抗剂:白三烯在气道炎症中起重要作用,它不仅能使气道平滑肌收缩,还能促进嗜酸性粒细胞积聚,使黏液分泌增加,气道血浆渗出。白三烯拮抗剂可减少哮喘的发作,减少支气管扩张剂的应用,与糖皮质激素合用具有协同抗炎效应。临床常用的有扎鲁司特 20 mg,每天 2 次,或孟鲁司特 10 mg,每天 1 次。

(三)重度及危重哮喘的处理

哮喘不能控制,进行性加重往往有下列因素存在如变应原持续存在、呼吸道感染未能控制、痰栓阻塞气道、酸碱平衡失调和电解质紊乱、并发肺不张或自发性气胸等,应详细分析分别对症处理,同时采取综合治疗措施。

(1)氧疗注意气道湿化。

(2)迅速解除支气管痉挛,静脉滴注氨茶碱、糖皮质激素,雾化吸入 β_2 受体激动剂,也可配合雾化吸入抗胆碱药,口服白三烯拮抗剂。

(3)积极控制感染选用有效抗菌药物。

(4)补液、纠正酸碱失衡及电解质紊乱。

(5)如有并发症如气胸、纵隔气肿、肺不张等。

(6)上述措施仍不能纠正缺氧加重时,进行机械通气。

(四)缓解期治疗

制止哮喘发作最好的办法就是预防,因此在缓解期应根据病情程度制定长期控制计划。

(1)间歇性哮喘患者在运动前或暴露于变应原前吸入 β_2 受体激动剂或色苷酸钠,或者用吸入型抗胆碱能药物或短效茶碱作为吸入型短效 β_2 受体激动剂的替代药物。

(2)轻度哮喘患者需长期每天用药。基本的治疗是抗感染治疗。每天定量吸入小剂量糖皮质激素($\leqslant 500\ \mu g/d$),也可加用缓释茶碱或 β_2 受体激动剂。

(3)中度哮喘患者吸入型糖皮质激素量应该每天 $500\sim 1\ 000\ \mu g$,同时加用缓释茶碱、长效β_2 受体激动剂。效果不佳时可改为口服糖皮质激素,哮喘控制后改为吸入。

(4)重度哮喘发作患者治疗需要每天使用多种长期预防药物。糖皮质激素每天$>1\ 000\ \mu g$,联合吸入长效口服 β_2 受体激动剂、茶碱缓释片、白三烯拮抗剂或吸入型抗胆碱药。症状不能控制者加用糖皮质激素片剂。

以上方案为基本原则,还应根据每个地区和个人不同情况制定治疗方案。每 3~6 个月对病情进行一次评估,然后再根据病情调整治疗方案,或升级或降级治疗。

九、哮喘的教育与管理

实践表明哮喘患者的教育和管理是哮喘防治工作中十分重要的组成部分。通过哮喘教育可以显著地提高哮喘患者对于疾病的认识,更好地配合治疗和预防,提高患者防治依从性,达到减少哮喘发作,维持长期稳定,提高生活质量,并减少医疗经费开支的目的。通过教育使患者了解或掌握以下内容:①相信通过长期、规范的治疗,可以有效地控制哮喘;②了解诱发哮喘的各种因素,结合每位患者的具体情况,找出具体的促(诱)发因素及避免诱因的方法,如减少变应原吸入,避免剧烈运动,忌用可以诱发哮喘的药物等;③初步了解哮喘的本质和发病机制;④熟悉哮喘发作先兆表现及相应处理办法;⑤了解峰流速仪的测定和记录方法,并鼓励记录哮喘日记;⑥学会在哮喘发作时进行简单的紧急自我处理办法;⑦初步了解常用的治疗哮喘药物的作用特点、正确用法,并了解各种药物的不良反应及如何减少、避免这些不良反应;⑧正确掌握使用各种定量雾化吸入器的技术;⑨根据病情程度医患双方联合制订初步治疗方案;⑩认识哮喘加重恶化的征象及知道此时应采取的相应行动;⑪知道什么情况下应去医院就诊或看急诊;⑫了解心理因素在哮喘发病和治疗中的作用,掌握必要的心理调适技术。

在此基础上采取一切必要措施对患者进行长期系统管理,定期强化有关哮喘规范治疗的内容,提高哮喘患者对哮喘的认识水平和防治哮喘的技能,重点是定量气雾剂吸入技术及落实环境控制措施,定期评估病情和治疗效果。提高哮喘患者对医护人员的信任度,改善哮喘患者防治疾病的依从性。

根据 2006 版 GINA,成功的哮喘管理目标是:①达到并维持哮喘症状的控制;②保持正常活动,包括运动;③保持肺功能尽可能接近正常水平;④预防哮喘急性发作;⑤避免药物不良反应;⑥预防哮喘导致的死亡。

第六章 消化内科疾病

第一节 急性胃炎

急性胃炎是由多种不同的病因引起的急性胃黏膜炎症,包括急性单纯性胃炎、急性糜烂出血性胃炎和吞服腐蚀物引起的急性腐蚀性胃炎与胃壁细菌感染所致的急性化脓性胃炎。其中,临床意义最大和发病率最高的是以胃黏膜糜烂、出血为主要表现的急性糜烂出血性胃炎。

一、流行病学

迄今为止,目前国内外尚缺乏有关急性胃炎的流行病学调查。

二、病因

急性胃炎的病因众多,大致有外源性和内源性两大类,包括急性应激、化学性损伤(如药物、酒精、胆汁、胰液)和急性细菌感染等。

(一)外源性因素

1.药物

各种非甾体类抗炎药,包括阿司匹林、吲哚美辛、吡罗昔康和多种含有该类成分复方药物。另外,糖皮质激素和某些抗生素及氯化钾等均可导致胃黏膜损伤。

2.酒精

主要是大量酗酒可致急性胃黏膜胃糜烂甚至出血。

3.生物性因素

沙门菌、嗜盐菌和葡萄球菌等细菌或其毒素可使胃黏膜充血水肿和糜烂。幽门螺杆菌感染可引起急、慢性胃炎,发病机制类似,将在慢性胃炎节中叙述。

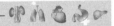

4.其他

某些机械性损伤（包括胃内异物或胃柿石等）可损伤胃黏膜。放射疗法可致胃黏膜受损。偶可见因吞服腐蚀性化学物质（强酸或强碱或甲酚及氯化汞、砷、磷等）引起的腐蚀性胃炎。

(二)内源性因素

1.应激因素

多种严重疾病如严重创伤、烧伤或大手术及颅脑病变和重要脏器功能衰竭等可导致胃黏膜缺血、缺氧而损伤。通常称为应激性胃炎，如果是脑血管病变、头颅部外伤和脑手术后引起的胃十二指肠急性溃疡称为 Cushing 溃疡，而大面积烧灼伤所致溃疡称为 Curling 溃疡。

2.局部血供缺乏

局部血供缺乏主要是腹腔动脉栓塞治疗后或少数因动脉硬化致胃动脉的血栓形成或栓塞引起供血不足。另外，还可见于肝硬化门静脉高压并发上消化道出血者。

3.急性蜂窝织炎或化脓性胃炎

此两者甚少见。

三、病理生理学和病理组织学

(一)病理生理学

胃黏膜防御机制包括黏膜屏障、黏液屏障、黏膜上皮修复、黏膜和黏膜下层丰富的血流、前列腺素和肽类物质（表皮生长因子等）和自由基清除系统。上述结果破坏或保护因素减少，使胃腔中的 H^+ 逆弥散至胃壁，肥大细胞释放组胺，则血管充血甚或出血、黏膜水肿及间质液渗出，同时可刺激壁细胞分泌盐酸、主细胞分泌胃蛋白酶原。若致病因子损及腺颈部细胞，则胃黏膜修复延迟、更新受阻而出现糜烂。

严重创伤、大手术、大面积烧伤、脑血管意外和严重脏器功能衰竭及休克或者败血症等所致的急性应激的发生机制为：急性应激→皮质-垂体前叶-肾上腺皮质轴活动亢进、交感-副交感神经系统失衡→机体的代偿功能不足→不能维持胃黏膜微循环的正常运行→黏膜缺血、缺氧→黏液和碳酸氢盐分泌减少及内源性前列腺素合成不足→黏膜屏障破坏和氢离子反弥散→降低黏膜内 pH→进一步损伤血管与黏膜→糜烂和出血。

非甾体抗炎药所引起者则为抑制环加氧酶致使前列腺素产生减少，黏膜缺血缺氧。氯化钾和某些抗生素或抗肿瘤药等则可直接刺激胃黏膜引起浅表损伤。

乙醇可致上皮细胞损伤和破坏,黏膜水肿、糜烂和出血。另外,幽门关闭不全、胃切除(主要是 Billroth Ⅱ 式)术后可引起十二指肠-胃反流,则此时由胆汁和胰液等组成的碱性肠液中的胆盐、溶血磷脂酰胆碱、磷脂酶 A 和其他胰酶可破坏胃黏膜屏障,引起急性炎症。

门静脉高压可致胃黏膜毛细血管和小静脉扩张及黏膜水肿,组织学表现为只有轻度或无炎症细胞浸润,可有显性或非显性出血。

(二)病理学改变

急性胃炎主要病理和组织学表现以胃黏膜充血、水肿,表面有片状渗出物或黏液覆盖为主。黏膜皱襞上可见局限性或弥漫性陈旧性或新鲜出血与糜烂,糜烂加深可累及胃腺体。

显微镜下则可见黏膜固有层多少不等的中性粒细胞、淋巴细胞、浆细胞和少量嗜酸性粒细胞浸润,可有水肿。表面的单层柱状上皮细胞和固有腺体细胞出现变性与坏死。重者黏膜下层亦有水肿和充血。

对于腐蚀性胃炎若接触了高浓度的腐蚀物质且长时间,则胃黏膜出现凝固性坏死、糜烂和溃疡,重者穿孔或出血甚至腹膜炎。

另外少见的化脓性胃炎可表现为整个胃壁(主要是黏膜下层)炎性增厚,大量中性粒细胞浸润,黏膜坏死。可有胃壁脓性蜂窝织炎或胃壁脓肿。

四、临床表现

(一)症状

部分患者可有上腹痛、腹胀、恶心、呕吐和嗳气及食欲缺乏等。如伴胃黏膜糜烂出血,则有呕血和/或黑便,大量出血可引起出血性休克。有时上腹胀气明显。细菌感染导致者可出现腹泻等。并有疼痛、吞咽困难和呼吸困难(由于喉头水肿)。腐蚀性胃炎可吐出血性黏液,严重者可发生食管或胃穿孔,引起胸膜炎或弥漫性腹膜炎。化脓性胃炎起病常较急,有上腹剧痛、恶心和呕吐、寒战和高热,血压可下降,出现中毒性休克。

(二)体征

上腹部压痛是常见体征,尤其多见于严重疾病引起的急性胃炎出血者。腐蚀性胃炎因口腔黏膜、食管黏膜和胃黏膜都有损害,口腔、咽喉黏膜充血、水肿和糜烂。化脓性胃炎有时体征酷似急腹症。

五、辅助检查

急性糜烂出血性胃炎的确诊有赖于急诊胃镜检查,一般应在出血后 24~48 小时内进行,可见到以多发性糜烂、浅表溃疡和出血灶为特征的急性胃黏膜病损。黏液糊或者可有新鲜或陈旧血液。一般急性应激所致的胃黏膜病损以胃体、胃底部为主,而非甾体抗炎药或酒精所致的则以胃窦部为主。注意 X 线钡剂检查并无诊断价值。出血者做呕吐物或大便隐血试验,红细胞计数和血红蛋白测定。感染因素引起者,做白细胞计数和分类检查、大便常规检查和培养。

六、诊断和鉴别诊断

主要由病史和症状作出拟诊,经胃镜检查可得以确诊。但吞服腐蚀物质者禁忌胃镜检查。有长期服用非甾体抗炎药、酗酒及临床重危患者,均应想到急性胃炎的可能。对于鉴别诊断,腹痛为主者,应通过反复询问病史与急性胰腺炎、胆囊炎和急性阑尾炎等急腹症甚至急性心肌梗死相鉴别。

七、治疗

(一)基础治疗

基础治疗包括给予镇静、禁食、补液、解痉、止吐等对症支持治疗。此后给予流质或半流质饮食。

(二)针对病因治疗

针对病因治疗包括根除幽门螺杆菌、去除非甾体抗炎药或乙醇等诱因。

(三)对症处理

表现为反酸、上腹隐痛、烧灼感和嘈杂者,给予 H_2 受体拮抗剂或质子泵抑制剂。以恶心、呕吐或上腹胀闷为主者可选用甲氧氯普胺、多潘立酮或莫沙必利等促动力药。以痉挛性疼痛为主者,可给予莨菪碱等药物进行对症处理。

有胃黏膜糜烂、出血者,可用抑制胃酸分泌的 H_2 受体拮抗剂或质子泵抑制剂外,还可同时应用胃黏膜保护药如硫糖铝或铝碳酸镁等。

对于较大量的出血则应采取综合措施进行抢救。当并发大量出血时,可以冰水洗胃或在冰水中加去甲肾上腺素(每 200 mL 冰水中加 8 mL),或同管内滴注碳酸氢钠,浓度为 1 000 mmol/L,24 小时滴 1 L,使胃内 pH 保持在 5 以上。凝血酶是有效的局部止血药,并有促进创面愈合作用,大剂量时止血作用显著。

常规的止血药,如卡巴克络、抗血栓溶芳酸和酚磺乙胺等可静脉应用,但效果一般。内镜下止血往往可收到较好效果。

其他具体的药物请参照"慢性胃炎"和"消化性溃疡"的部分章节。

八、并发症的诊断、预防和治疗

急性胃炎的并发症包括穿孔、腹膜炎、水、电解质紊乱和酸碱失衡等。为预防细菌感染者选用抗生素治疗,因过度呕吐致脱水者及时补充水和电解质,并适时检测血气分析,必要时纠正酸碱平衡紊乱。对于穿孔或腹膜炎者,则必要时行外科治疗。

九、预后

病因去除后,急性胃炎多在短期内恢复正常。相反病因长期持续存在,则可转为慢性胃炎。由于绝大多数慢性胃炎的发生与幽门螺杆菌感染有关,而幽门螺杆菌自发清除少见,故慢性胃炎可持续存在,但多数患者无症状。流行病学研究显示,部分幽门螺杆菌相关性胃窦炎(<20%)可发生十二指肠溃疡。

第二节 慢性胃炎

慢性胃炎是由各种病因引起的胃黏膜慢性炎症。根据新悉尼胃炎系统和我国 2006 年颁布的《中国慢性胃炎共识意见》标准,由内镜及病理组织学变化,将慢性胃炎分为非萎缩性(浅表性)胃炎及萎缩性胃炎两大基本类型和一些特殊类型胃炎。

一、流行病学

幽门螺杆菌感染为慢性非萎缩性胃炎的主要病因。大致上说来,慢性非萎缩性胃炎发病率与幽门螺杆菌感染情况相平行,慢性非萎缩性胃炎流行情况因不同国家、不同地区幽门螺杆菌感染情况而异。一般幽门螺杆菌感染率发展中国家高于发达国家,感染率随年龄增加而升高。我国属幽门螺杆菌高感染率国家,估计人群中幽门螺杆菌感染率为 40%～70%。慢性萎缩性胃炎是原因不明的慢性胃炎,在我国是一种常见病、多发病,在慢性胃炎中占 10%～20%。

二、病因

(一)慢性非萎缩性胃炎的常见病因

1.幽门螺杆菌感染

幽门螺杆菌感染是慢性非萎缩性胃炎最主要的病因,两者的关系符合 Koch 提出的确定病原体为感染性疾病病因的 4 项基本要求,即该病原体存在于该病的患者中,病原体的分布与体内病变分布一致,清除病原体后疾病可好转,在动物模型中该病原体可诱发与人相似的疾病。

研究表明,80%~95%的慢性活动性胃炎患者胃黏膜中有幽门螺杆菌感染,5%~20%的幽门螺杆菌阴性率反映了慢性胃炎病因的多样性;幽门螺杆菌相关胃炎者,幽门螺杆菌胃内分布与炎症分布一致;根除幽门螺杆菌可使胃黏膜炎症消退,一般中性粒细胞消退较快,但淋巴细胞、浆细胞消退需要较长时间;志愿者和动物模型中已证实幽门螺杆菌感染可引起胃炎。

幽门螺杆菌感染引起的慢性非萎缩性胃炎中胃窦为主全胃炎患者胃酸分泌可增加,十二指肠溃疡发生的危险度较高;而胃体为主全胃炎患者胃溃疡和胃癌发生的危险性增加。

2.胆汁和其他碱性肠液反流

幽门括约肌功能不全时含胆汁和胰液的十二指肠液反流入胃,可削弱胃黏膜屏障功能,使胃黏膜遭到消化液的刺激作用,产生炎症、糜烂、出血和上皮化生等病变。

3.其他外源性因素

酗酒、服用非甾体抗炎药等药物、某些刺激性食物等均可反复损伤胃黏膜。这类因素均可各自或与幽门螺杆菌感染协同作用而引起或加重胃黏膜慢性炎症。

(二)慢性萎缩性胃炎的主要病因

1973 年,Strickland 将慢性萎缩性胃炎分为 A、B 两型,A 型是胃体弥漫性萎缩,导致胃酸分泌下降,影响维生素 B_{12} 及内因子的吸收,因此常合并恶性贫血,与自身免疫有关;B 型在胃窦部,少数人可发展成胃癌,与幽门螺杆菌、化学损伤(胆汁反流、非皮质激素消炎药、吸烟、酗酒等)有关,在我国,80%以上的属于第二类。

胃内攻击因子与防御修复因子失衡是慢性萎缩性胃炎发生的根本原因。具体病因与慢性非萎缩性胃炎相似。包括幽门螺杆菌感染;长期饮浓茶、烈酒、咖啡,食用过热、过冷、过于粗糙的食物,可导致胃黏膜的反复损伤;长期大量服用非甾体类抗炎药如阿司匹林、吲哚美辛等可抑制胃黏膜前列腺素的合成,破坏黏膜屏障;烟草中的尼古丁不仅影响胃黏膜的血液循环,还可导致幽门括约肌功能紊乱,造成胆汁反流;各种原因的胆汁反流均可破坏黏膜屏障造成胃黏膜慢性炎症改变。比较特殊的是壁细胞抗原和抗体结合形成免疫复合体在补体参与下,破坏壁细胞;胃黏膜营养因子(如胃泌素、表皮生长因子等)缺乏;心力衰竭、动脉粥样硬化、肝硬化合并门脉高压、糖尿病、甲状腺病、慢性肾上腺皮质功能减退、尿毒症、干燥综合征、胃血流量不足及精神因素等均可导致胃黏膜萎缩。

三、病理生理学和病理学

(一)病理生理学

1.幽门螺杆菌感染

幽门螺杆菌感染途径为粪-口或口-口途径,其外壁靠黏附素而紧贴胃上皮细胞。

幽门螺杆菌感染的持续存在,致使腺体破坏,最终发展成为萎缩性胃炎。而感染幽门螺杆菌后胃炎的严重程度则除了与细菌本身有关外,还决定与患者机体情况和外界环境。如带有空泡毒素(VacA)和细胞毒相关基因(CagA)者,胃黏膜损伤明显较重。患者的免疫应答反应强弱、其胃酸的分泌情况、血型、民族和年龄差异等也影响胃黏膜炎症程度。此外,患者饮食情况也有一定作用。

2.自身免疫机制

研究早已证明,以胃体萎缩为主的 A 型萎缩性胃炎患者血清中,存在壁细胞抗体和内因子抗体。前者的抗原是壁细胞分泌小管微绒毛膜上的质子泵 H^+-K^+-ATP 酶,它破坏壁细胞而使胃酸分泌减少。而内因子抗体则对抗内因子(壁细胞分泌的一种糖蛋白),使食物中的维生素 B_{12} 无法与后者结合被末端回肠吸收,最后引起维生素 B_{12} 吸收不良,甚至导致恶性贫血。内因子抗体具有特异性,几乎仅见于胃萎缩伴恶性贫血者。

造成胃酸和内因子分泌减少或丧失,恶性贫血是 A 型萎缩性胃炎的终末阶段,是自身免疫性胃炎最严重的标志。当泌酸腺完全萎缩时称为胃萎缩。

另外,近年发现幽门螺杆菌感染者中也存在着自身免疫反应,其血清抗体能与宿主胃黏膜上皮及黏液起交叉反应,如菌体 LewisX 和 LewisY 抗原。

3.外源性损伤因素破坏胃黏膜屏障

碱性十二指肠液反流等,可减弱胃黏膜屏障功能。致使胃腔内 H^+ 通过损害的屏障,反弥散入胃黏膜内,使炎症不易消散。长期慢性炎症,又加重屏障功能的减退,如此恶性循环使慢性胃炎久治不愈。

4.生理因素和胃黏膜营养因子缺乏

萎缩性变化和肠化生等皆与衰老相关,而炎症细胞浸润程度与年龄关系不大。这主要是老龄者的退行性变-胃黏膜小血管扭曲,小动脉壁玻璃样变性,管腔狭窄导致黏膜营养不良、分泌功能下降引起的。

新近研究证明,某些胃黏膜营养因子(胃泌素、表皮生长因子等)缺乏或胃黏膜感觉神经终器对这些因子不敏感可引起胃黏膜萎缩。如手术后残胃炎原因之一是 G 细胞数量减少,而引起胃泌素营养作用减弱。

5.遗传因素

萎缩性胃炎、维生素 B_{12} 吸收不良的患病率和壁细胞抗体、内因子抗体的阳性率很高,提示可能有遗传因素的影响。

(二)病理学

慢性胃炎病理变化是由胃黏膜损伤和修复过程所引起。病理组织学的描述包括活动性慢性炎症、萎缩和化生及异型增生等。此外,在慢性炎症过程中,胃黏膜也有反应性增生变化,如胃小凹上皮过形成、黏膜肌增厚、淋巴滤泡形成、纤维组织和腺管增生等。

近几年对于慢性胃炎尤其是慢性萎缩性胃炎的病理组织学,有不少新的进展。以下结合2006年9月中华医学会消化病学分会的"全国第二届慢性胃炎共识会议"中制订的慢性胃炎诊治的共识意见,论述以下关键进展问题。

1.萎缩的定义

1996 年,新悉尼系统把萎缩定义为"腺体的丧失",这是模糊而易产生歧义的定义,反映了当时肠化是否属于萎缩,病理学家有不同认识。其后国际上一个病理学家的自由组织——萎缩联谊会进行了 3 次研讨会,并在 2002 年发表了对萎缩的新分类,12 位学者中有 8 位也曾是悉尼系统的执笔者,故此意见可认为是悉尼系统的补充和发展,有很高的权威性。

萎缩联谊会把萎缩新定义为"萎缩是胃固有腺体的丧失",将萎缩分为 3 种情况:无萎缩、未确定萎缩和萎缩,进而将萎缩分两个类型:非化生性萎缩和化生性萎缩。前者特点是腺体丧失伴有黏膜固有层中的纤维化或纤维肌增生;后者是胃黏膜腺体被化生的腺体所替换。这两类萎缩的程度分级仍用最初悉尼系统标准和新悉尼系统的模拟评分图,分为 4 级,即无、轻度、中度和重度萎缩。国际的萎缩新定义对我国来说不是新的,我国学者早年就认为"肠化或假幽门腺化生不是胃固有腺体,因此尽管胃腺体数量未减少,但也属萎缩",并在"全国第一届慢性胃炎共识会议"中做了说明。

对于上述第2个问题,答案显然是肯定的。这是因为多灶性萎缩性胃炎的胃黏膜萎缩呈灶状分布,即使活检块数少,只要病理活检发现有萎缩,就可诊断为萎缩性胃炎。在此次全国慢性胃炎共识意见中强调,需注意取材于糜烂或溃疡边缘的组织易存在萎缩,但不能简单地视为萎缩性胃炎。此外,活检组织太浅、组织包埋方向不当等因素均可影响萎缩的判断。

"未确定萎缩"是国际新提出的观点,认为黏膜层炎症很明显时,单核细胞密集浸润造成腺体被取代、移置或隐匿,以致难以判断这些"看来似乎丧失"的腺体是否真正丧失,此时暂先诊断为"未确定萎缩",最后诊断延期到炎症明显消退(大部分在幽门螺杆菌根除治疗3～6个月后),再取活检时作出。对萎缩的诊断采取了比较谨慎的态度。

目前,我国共识意见并未采用此概念。因为:①炎症明显时腺体被破坏、数量减少,在这个时点上,病理按照萎缩的定义可以诊断为萎缩,非病理不能。②一般临床希望活检后有病理结论,病理如不做诊断,则临床上很难作出诊断、对治疗效果无法评价的情况。尤其是在临床研究上,设立此诊断项会使治疗前或后失去相当一部分统计资料。慢性胃炎是个动态过程,炎症可以有两个结局:完全修复和不完全修复(纤维化和肠化),炎症明显期病理无责任预言今后趋向哪个结局。可以预料对萎缩采用的诊断标准不一,治疗有效率也不一,采用"未确定萎缩"的研究课题,因为事先去除了一部分可逆的萎缩,萎缩的可逆性就低。

2.肠化生分型的临床意义与价值

用AB-PAS和HID-AB黏液染色能区分肠化生亚型,然而,肠化生分型的意义并未明了。传统观念认为,肠化生亚型中的小肠型和完全型肠化生无明显癌前病变意义,而大肠型肠化生的胃癌发生危险性增高,从而引起临床的重视。支持肠化生分型有意义的学者认为化生是细胞表型的一种非肿瘤性改变,通常在长期不利环境作用下出现。这种表型改变可以是干细胞内出现体细胞突变的结果,或是表现遗传修饰的变化导致后代细胞向不同方向分化的结果。胃内肠化生部位发现很多遗传改变,这些改变甚至可出现在异型增生前。他们认为肠化生中不完全型结肠型者,具有大多数遗传学改变,有发生胃癌的危险性。但近年,越来越多的临床资料显示其预测胃癌价值有限而更强调重视肠化生范围,肠化生分布范围越广,其发生胃癌的危险性越高。10多年来罕有从大肠型肠化生随访发展成癌的报道。另一方面,从病理检测的实际情况看,肠化生以混合型多见,大肠型肠化生的检出率与活检块数有密切关系,即活检块数越多,大肠型肠化生检出率越高。客观地讲,该型肠化生生的遗传学改变和胃不典型增生(上皮内瘤)的改变相似。因此,对肠化生生分型的临床意义和价值的争论仍未有定论。

3.关于异型增生

异型增生(上皮内瘤变)是重要的胃癌癌前病变。分为轻度和重度(或低级别和高级别)两级。异型增生和上皮内瘤变是同义词,后者是世界卫生组织国际癌症研究协会推荐使用的术语。

4.萎缩和肠化生发生过程是否存在不可逆转点

胃黏膜萎缩的产生主要有两种途径:一是干细胞区室和/或腺体被破坏;二是选择性破坏特定的上皮细胞而保留干细胞。这两种途径在慢性幽门螺杆菌感染中均可发生。

萎缩与肠化生的逆转报道已经不在少数,但是否所有病患均有逆转可能,是否在萎缩的发生与发展过程中存在某一不可逆转点。这一转折点是否可能为肠化生生,已明确幽门螺杆菌感染可诱发慢性胃炎,经历慢性炎症→萎缩→肠化生→异型增生等多个步骤最终发展至胃癌(Correa 模式)。可否通过根除幽门螺杆菌来降低胃癌发生危险性始终是近年来关注的热点。多数研究表明,根除幽门螺杆菌可防止胃黏膜萎缩和肠化生的进一步发展,但萎缩、肠化生是否能得到逆转尚待更多研究证实。

Mera 和 Correa 等最新报道了一项长达 12 年的大型前瞻性随机对照研究,纳入 795 例具有胃癌前病变的成人患者,随机给予他们抗幽门螺杆菌治疗和/或抗氧化治疗。他们观察到萎缩黏膜在幽门螺杆菌根除后持续保持阴性 12 年后可以完全消退,而肠化黏膜也有逐渐消退的趋向,但可能需要随访更长时间。他们认为通过抗幽门螺杆菌治疗来进行胃癌的化学预防是可行的策略。

但是,部分学者认为在考虑萎缩的可逆性时,需区分缺失腺体的恢复和腺体内特定细胞的再生。在后一种情况下,干细胞区室被保留,去除有害因素可使壁细胞和主细胞再生,并完全恢复腺体功能。当腺体及干细胞被完全破坏后,腺体的恢复只能由周围未被破坏的腺窝单元来完成。

当萎缩伴有肠化生时,逆转机会进一步减小。如果肠化生是对不利因素的适应性反应,而且不利因素可以被确定和去除,此时肠化生有可能逆转。但是,肠化生还有很多其他原因,如胆汁反流、高盐饮食、乙醇。这意味着即使在幽门螺杆菌感染个体,感染以外的其他因素亦可以引发或加速化生的发生。如果肠化生是稳定的干细胞内体细胞突变的结果,则改变黏膜的环境也许不能使肠化生逆转。

1992—2002年的34篇文献里,根治幽门螺杆菌后萎缩可逆和无好转的基本各占一半,主要由于萎缩诊断标准、随访时间和间隔长短、活检取材部位和数量不统一所造成。建议今后制订统一随访方案,联合各医疗单位合作研究,使能得到大宗患者的统计资料。根治幽门螺杆菌可以产生某些有益效应,如消除炎症,消除活性氧所致的DNA损伤,缩短细胞更新周期,提高低胃酸者的泌酸量,并逐步恢复胃液维生素C的分泌。在预防胃癌方面,这些已被证实的结果可能比希望萎缩和肠化生逆转重要得多。

实际上,国际著名学者对有否此不可逆转点也有争论。如美国的Correa教授并不认同它的存在,而英国Aberdeen大学的Emad Munir El-Omar教授则强烈认为在异型增生发展至胃癌的过程中有某个节点,越过此则基本处于不可逆转阶段,但至今为止尚未明确此点的确切位置。

四、临床表现

流行病学研究表明,多数慢性非萎缩性胃炎患者无任何症状。少数患者可有上腹痛或不适、上腹胀、早饱、嗳气、恶心等非特异性消化不良症状。某些慢性萎缩性胃炎患者可有上腹部灼痛、胀痛、钝痛或胀闷且以餐后为著,食欲缺乏、恶心、嗳气、便秘或腹泻等症状。内镜检查和胃黏膜组织学检查结果与慢性胃炎患者症状的相关分析表明,患者的症状缺乏特异性,且症状之有无及严重程度与内镜所见及组织学分级并无肯定的相关性。

伴有胃黏膜糜烂者,可有少量或大量上消化道出血,长期少量出血可引起缺铁性贫血。胃体萎缩性胃炎可出现恶性贫血,常有全身衰弱、疲软、神情淡漠、隐性黄疸,消化道症状一般较少。

体征多不明显,有时上腹轻压痛,胃体胃炎严重时可有舌炎和贫血。

慢性萎缩性胃炎的临床表现不仅缺乏特异性,而且与病变程度并不完全一致。

五、辅助检查

(一)胃镜及活组织检查

1.胃镜检查

随着内镜器械的长足发展,内镜观察更加清晰。内镜下慢性非萎缩性胃炎可见红斑(点状、片状、条状),黏膜粗糙不平,出血点(斑),黏膜水肿及渗出等基本表现,尚可见糜烂及胆汁反流。萎缩性胃炎则主要表现为黏膜色泽白,不同程度的皱襞变平或消失。在不过度充气状态下,可透见血管纹,轻度萎缩时见到模糊的血管,重度时看到明显血管分支。内镜下肠化黏膜呈灰白色颗粒状小隆起,重者贴近观察有绒毛状变化。肠化也可以呈平坦或凹陷外观的。如果喷撒亚甲蓝色素,肠化区可能出现被染上蓝色,非肠化黏膜不着色。

胃黏膜血管脆性增加可致黏膜下出血,谓之壁内出血,表现为水肿或充血胃黏膜上见点状、斑状或线状出血,可多发、新鲜和陈旧性出血相混杂。如观察到黑色附着物常提示糜烂等致出血。

值得注意的是,少数幽门螺杆菌感染性胃炎可有胃体部皱襞肥厚,甚至宽度达到5 mm,且在适当充气后皱襞不能展平,用活检钳将黏膜提起时,可见帐篷征,这是和恶性浸润性病变鉴别点之一。

2.病理组织学检查

萎缩的确诊依赖于病理组织学检查。萎缩的肉眼与病理之符合率仅为38%~78%,这与萎缩或肠化甚至幽门螺杆菌的分布都是非均匀的,或者说多灶性萎缩性胃炎的胃黏膜萎缩呈灶状分布有关。当然,只要病理活检发现有萎缩,就可诊断为萎缩性胃炎。但如果未能发现萎缩,却不能轻易排除之。如果不取足够多的标本或者内镜医师并未在病变最重部位(这也需要内镜医师的经验)活检,则势必可能遗漏病灶。反之,当在糜烂或溃疡边缘的组织活检时,即使病理发现了萎缩,却不能简单地视为萎缩性胃炎,这是因为活检组织太浅、组织包埋方向不当等因素均可影响萎缩的判断。还有,根除幽门螺杆菌可使胃黏膜活动性炎症消退,慢性炎症程度减轻。一些因素可影响结果的判断,如:①活检部位的差异。②幽门螺杆菌感染时胃黏膜大量炎症细胞浸润,形如萎缩;但根除幽门螺杆菌后胃黏膜炎症细胞消退,黏膜萎缩、肠化可望恢复。然而在胃镜活检取材多少问题上,病理学家的要求与内镜医师出现了矛盾。从病理组织学观点来看,5块或更多则有利于组织学的准确判断,然而,就内镜医师而言,考虑到患者的医疗费用,主张2~3块即可。

(二)幽门螺杆菌检测

活组织病理学检查时可同时检测幽门螺杆菌,并可在内镜检查时多取1块组织做快呋塞米素酶检查以增加诊断的可靠性。其他检查幽门螺杆菌的方法包括:①胃黏膜直接涂片或组织切片,然后以 Gram 或 Giemsa 或 Warthin-Starry染色(经典方法),甚至 HE 染色,免疫组化染色则有助于检测球形幽门螺杆菌。

②细菌培养：为"金标准"；需特殊培养基和微需氧环境，培养时间 $3\sim7$ 天，阳性率可能不高但特异性高，且可做药物敏感试验。③血清幽门螺杆菌抗体测定：多在流行病学调查时用。④尿素呼吸试验：是一种非侵入性诊断法，口服 ^{13}C 或 ^{14}C 标记的尿素后，检测患者呼气中的 $^{13}CO_2$ 或 $^{14}CO_2$ 量，结果准确。⑤聚合酶联反应法：能特异地检出不同来源标本中的幽门螺杆菌。

根除幽门螺杆菌治疗后，可在胃镜复查时重复上述检查，亦可采用非侵入性检查手段，如 ^{13}C 或 ^{14}C 尿素呼气试验、粪便幽门螺杆菌抗原检测及血清学检查。应注意，近期使用抗生素、质子泵抑制剂、铋剂等药物，因有暂时抑制幽门螺杆菌作用，会使上述检查（血清学检查除外）呈假阴性。

(三)X 线钡剂检查

主要是很好地显示胃黏膜相的气钡双重造影。对于萎缩性胃炎，常常可见胃皱襞相对平坦和减少。但依靠 X 线诊断慢性胃炎价值不如胃镜和病理组织学。

(四)实验室检查

1.胃酸分泌功能测定

非萎缩性胃炎胃酸分泌常正常，有时可以增高。萎缩性胃炎病变局限于胃窦时，胃酸可正常或低酸，低酸是由于泌酸细胞数量减少和 H^+ 向胃壁反弥散所致。测定基础胃液分泌量（BAO）及注射组胺或五肽胃泌素后测定最大泌酸量（MAO）和高峰泌酸量（PAO）以判断胃泌酸功能，有助于萎缩性胃炎的诊断及指导临床治疗。A 型慢性萎缩性胃炎患者多无酸或低酸，B 型慢性萎缩性胃炎患者可正常或低酸，往往在给予酸分泌刺激药后，亦不见胃液和胃酸分泌。

2.胃蛋白酶原（PG）测定

胃体黏膜萎缩时血清 PGⅠ水平及 PGⅠ/Ⅱ比例下降，严重者可伴餐后血清 G-17 水平升高；胃窦黏膜萎缩时餐后血清 G-17 水平下降，严重者可伴 PGⅠ水平及 PGⅠ/Ⅱ比例下降。然而，这主要是一种统计学上的差异。

日本学者发现无症状胃癌患者，本法 85％阳性，PGⅠ或比值降低者，推荐进一步胃镜检查，以检出伴有萎缩性胃炎的胃癌。该试剂盒用于诊断萎缩性胃炎和判断胃癌倾向在欧洲国家应用要多于我国。

3.血清胃泌素测定

如果以放射免疫法检测血清胃泌素，则正常值应低于 100 pg/mL。慢性萎缩性胃炎胃体为主者，因壁细胞分泌胃酸缺乏、反馈性地 G 细胞分泌胃泌素增

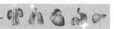

多,致胃泌素中度升高。特别是当伴有恶性贫血时,该值可达 1 000 pg/mL 或更高。注意此时要与胃泌素瘤相鉴别,后者是高胃酸分泌。慢性萎缩性胃炎以胃窦为主时,空腹血清胃泌素正常或降低。

4.自身抗体

血清壁细胞抗体和内因子抗体阳性对诊断慢性胃体萎缩性胃炎有帮助,尽管血清内因子抗体阳性率较低,但胃液中内因子抗体的阳性,则十分有助于恶性贫血的诊断。

5.血清维生素 B_{12} 浓度和维生素 B_{12} 吸收试验

慢性胃体萎缩性胃炎时,维生素 B_{12} 缺乏,常低于 200 ng/L。维生素 B_{12} 吸收试验(Schilling 试验)能检测维生素 B_{12} 在末端回肠吸收情况且可与回盲部疾病和严重肾功能障碍相鉴别。同时服用 ^{58}Co 和 ^{57}Co(加有内因子)标记的氰钴素胶囊。此后收集 24 小时尿液。如两者排出率均 >10% 则正常,若尿中 ^{58}Co 排出率低于 10%,而 ^{57}Co 的排出率正常则常提示恶性贫血;而两者均降低的常常是回盲部疾病或者肾衰竭者。

六、诊断和鉴别诊断

(一)诊断

鉴于多数慢性胃炎患者无任何症状,或即使有症状也缺乏特异性体征,因此根据症状和体征难以作出慢性胃炎的正确诊断。慢性胃炎的确诊主要依赖于内镜检查和胃黏膜活检组织学检查,尤其是后者的诊断价值更大。

按照悉尼胃炎标准要求,完整的诊断应包括病因、部位和形态学三方面。例如,诊断为"胃窦为主慢性活动性幽门螺杆菌胃炎"和"非甾体抗炎药相关性胃炎"。当胃窦和胃体炎症程度相差 2 级或以上时,加上"为主"修饰词,如"慢性(活动性)胃炎,胃窦显著"。当然这些诊断结论最好是在病理报告后给出,实际的临床工作中,胃镜医师可根据胃镜下表现给予初步诊断。病理诊断则主要依据新悉尼胃炎系统,如(图 6-1)所示。

对于自身免疫性胃炎诊断,要予以足够的重视。因为胃体活检者甚少,或者很少开展壁细胞抗体和内因子抗体的检测,诊断该病者很少。为此,如果遇到以全身衰弱和贫血为主要表现,而上消化道症状往往不明显者,应做血清胃泌素测定和/或胃液分析,异常者进一步做维生素 B_{12} 吸收试验,血清维生素 B_{12} 浓度测定可获确诊。注意不能仅仅凭活检组织学诊断本病,特别标本数少时,这是因为幽门螺杆菌感染性胃炎后期,胃窦肠化,幽门螺杆菌上移,胃体炎症变得显著,可与自身免疫性胃炎表现相重叠,但后者胃窦黏膜的变化很轻微。另外,淋巴细胞性胃炎也可出现类似情况,而其并无泌酸腺萎缩。

A 型、B 型萎缩性胃炎特点如表 6-1。

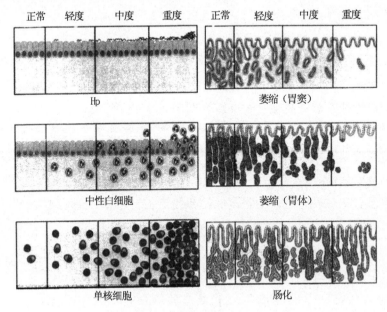

图 6-1 新悉尼胃炎系统

表 6-1 A 型和 B 型慢性萎缩性胃炎的鉴别

项 目		A 型慢性萎缩性胃炎	B 型慢性萎缩性胃炎
部位	胃窦	正常	萎缩
	胃体	弥漫性萎缩	多然性
血清胃泌素		明显升高	不定,可以降低或不变
胃酸分泌		降低	降低或正常
自身免疫抗体(内因子抗体和壁细胞抗体)阳性率		90%	10%
恶性贫血发生率		90%	10%
可能的病因		自身免疫,遗传因素	幽门螺杆菌、化学损伤

(二)鉴别诊断

1.功能性消化不良

2006 年,《中国慢性胃炎共识意见》将消化不良症状与慢性胃炎做了对比:一方面慢性胃炎患者可有消化不良的各种症状;另一方面,一部分有消化不良症状者如果胃镜和病理检查无明显阳性发现,可能仅仅为功能性消化不良。当然,少数功能性消化不良患者可同时伴有慢性胃炎。这样在慢性胃炎与消化不良症状功能性消化不良之间形成较为错综复杂的关系。但一般说来,消化不良症状的有无和严重程度与慢性胃炎的内镜所见或组织学分级并无明显相关性。

2.早期胃癌和胃溃疡

几种疾病的症状有重叠或类似,但胃镜及病理检查可鉴别。重要的是,如遇到黏膜糜烂,尤其是隆起性糜烂,要多取活检和及时复查,以排除早期胃癌。这是因为即使是病理组织学诊断,也有一定局限性。原因主要是:①胃黏膜组织学变化易受胃镜检查前夜的食物(如某些刺激性食物加重黏膜充血)性质、被检查者近日是否吸烟、胃镜操作者手法的熟练程度、患者恶心反应等诸种因素影响。②活检是点的调查,而慢性胃炎病变程度在整个黏膜面上并非一致,要多点活检才能作出全面估计,判断治疗效果时,尽量在黏膜病变较重的区域或部位活检,如系治疗前后比较,则应在相同或相近部位活检。③病理诊断易受病理医师主观经验的影响。

3.慢性胆囊炎与胆石症

其与慢性胃炎症状十分相似,同时并存者亦较多。对于中年女性诊断慢性胃炎时,要仔细询问病史,必要时行胆囊 B 超检查,以了解胆囊情况。

4.其他

慢性肝炎和慢性胰腺疾病等,也可出现与慢性胃炎类似症状,在详询病史后,行必要的影像学检查和特异的实验室检查。

七、预后

慢性萎缩性胃炎常合并肠化生。慢性萎缩性胃炎绝大多数预后良好,少数可癌变,其癌变率为 1%～3%。目前认为慢性萎缩性胃炎若早期发现,及时积极治疗,病变部位萎缩的腺体是可以恢复的,其可转化为非萎缩性胃炎或被治愈,改变了以往人们对慢性萎缩性胃炎不可逆转的认识。根据萎缩性胃炎每年的癌变率为 0.5%～1%,那么,胃镜和病理检查的随访间期定位多长才既提高早期胃癌的诊断率,又方便患者和符合医药经济学要求。这也一直是不同地区和不同学者分歧较大的问题。在我国,城市和乡村由不同胃癌发生率和医疗条件差异。如果纯粹从疾病进展和预防角度考虑,一般认为,不伴有肠化和异型增生的萎缩性胃炎可 1～2 年做内镜和病理随访 1 次;活检有中重度萎缩伴有肠化的萎缩性胃炎 1 年左右随访 1 次。伴有轻度异型增生并剔除取于癌旁者,根据内镜和临床情况缩短至 6～12 个月随访 1 次;而重度异型增生者需立即复查胃镜和病理,必要时手术治疗或内镜下局部治疗。

八、治疗

慢性非萎缩性胃炎的治疗目的是缓解消化不良症状和改善胃黏膜炎症。治疗应尽可能针对病因,遵循个体化原则。消化不良症状的处理与功能性消化不良相同。无症状、幽门螺杆菌阴性的非萎缩性胃炎无须特殊治疗。

(一)一般治疗

慢性萎缩性胃炎患者,不论其病因如何,均应戒烟、忌酒,避免使用损害胃黏膜的药物如非甾体抗炎药等,以及避免对胃黏膜有刺激性的食物和饮品,如过于酸、甜、咸、辛辣和过热、过冷食物,浓茶、咖啡等,饮食宜规律,少吃油炸、烟熏、腌制食物,不食腐烂变质的食物,多吃新鲜蔬菜和水果,所食食品要新鲜并富于营养,保证有足够的蛋白质、维生素(如维生素 C 和叶酸等)及铁质摄入,精神上乐观,生活要规律。

(二)针对病因或发病机制的治疗

1.根除幽门螺杆菌

慢性非萎缩性胃炎的主要症状为消化不良,其症状应归属于功能性消化不良范畴。目前,国内外均推荐对幽门螺杆菌阳性的功能性消化不良行根除治疗。因此,有消化不良症状的幽门螺杆菌阳性慢性非萎缩性胃炎患者均应根除幽门螺杆菌。另外,如果伴有胃黏膜糜烂,也该根除幽门螺杆菌。大量研究结果表明,根除幽门螺杆菌可使胃黏膜组织学得到改善;对预防消化性溃疡和胃癌等有重要意义;对改善或消除消化不良症状具有费用-疗效比优势。

2.保护胃黏膜

关于胃黏膜屏障功能的研究由来已久。1964 年,美国密歇根大学 Horace Willard Davenport 博士首次提出"胃黏膜具有阻止 H^+ 自胃腔向黏膜内扩散的屏障作用"。1975 年,美国密歇根州 Upjohn 公司的 A.Robert 博士发现前列腺素可明显防止或减轻非甾体抗炎药和应激等对胃黏膜的损伤,其效果呈剂量依赖性。从而提出细胞保护的概念。1996 年,加拿大的 Wallace 教授较全面阐述胃黏膜屏障,根据解剖和功能将胃黏膜的防御修复分为 5 个层次——黏液-HCO_3^-屏障、单层柱状上皮屏障、胃黏膜血流量、免疫细胞-炎症反应和修复重建因了作用等。至关重要的上皮屏障主要包括胃上皮细胞顶膜能抵御高浓度酸、胃上皮细胞之间紧密连接、胃上皮抗原呈递,免疫探及并限制潜在有害物质,并且它们大约每 72 小时完全更新一次。这说明它起着关键作用。

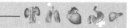

近年来,有关前列腺素和胃黏膜血流量等成为胃黏膜保护领域的研究热点。这与非甾体抗炎药药物的广泛应用带来的不良反应日益引起学者的重视有关。美国加州大学戴维斯分校的Tarnawski教授的研究显示,前列腺素保护胃黏膜抵抗致溃疡及致坏死因素损害的机制不仅是抑制胃酸分泌。当然表皮生长因子、成纤维生长因子和血管内皮生长因子及热休克蛋白等都是重要的黏膜保护因子,在抵御黏膜损害中起重要作用。

然而,当机体遇到有害因素强烈攻击时,仅依靠自身的防御修复能力是不够的,强化黏膜防卫能力,促进黏膜的修复是治疗胃黏膜损伤的重要环节之一。具有保护和增强胃黏膜防御功能或者防止胃黏膜屏障受到损害的一类药物统称为胃黏膜保护药。包括铝碳酸镁、硫糖铝、胶体铋剂、地诺前列酮(喜克溃)、替普瑞酮(又名施维舒)、吉法酯(又名惠加强-G)、谷氨酰胺类(麦滋林-S)、瑞巴派特(膜固思达)等药物。另外,吉法酯能增加胃黏膜更新,提高细胞再生能力,增强胃黏膜对胃酸的抵抗能力,达到保护胃黏膜作用。

3.抑制胆汁反流

促动力药如多潘立酮可防止或减少胆汁反流;胃黏膜保护药,特别是有结合胆酸作用的铝碳酸镁制剂,可增强胃黏膜屏障、结合胆酸,从而减轻或消除胆汁反流所致的胃黏膜损害。考来烯胺可络合反流至胃内的胆盐,防止胆汁酸破坏胃黏膜屏障,方法为每次 3~4 g,每天 3~4 次。

(三)对症处理

消化不良症状的治疗由于临床症状与慢性非萎缩性胃炎之间并不存在明确关系,因此症状治疗事实上属于功能性消化不良的经验性治疗。慢性胃炎伴胆汁反流者可应用促动力药(如多潘立酮)和/或有结合胆酸作用的胃黏膜保护药(如铝碳酸镁制剂)。

(1)有胃黏膜糜烂和/或以反酸、上腹痛等症状为主者,可根据病情或症状严重程度选用抗酸药、H_2 受体拮抗剂或质子泵抑制剂。

(2)促动力药如多潘立酮、马来酸曲美布汀、莫沙必利、盐酸伊托必利主要用于上腹饱胀、恶心或呕吐等为主要症状者。

(3)胃黏膜保护药如硫糖铝、瑞巴派特、替普瑞酮、吉法酯、依卡倍特适用于有胆汁反流、胃黏膜损害和/或症状明显者。

(4)抗抑郁药或抗焦虑治疗:可用于有明显精神因素的慢性胃炎伴消化不良症状患者,同时应予耐心解释或心理治疗。

(5)助消化治疗:对于伴有腹胀、食欲缺乏等消化不良症状而无明显上述胃灼热、反酸、上腹饥饿痛症状者，可选用含有胃酶、胰酶和肠酶等复合酶制剂治疗。

(6)其他对症治疗：包括解痉止痛、止吐、改善贫血等。

(7)对于贫血，若为缺铁，应补充铁剂。大细胞贫血者根据维生素 B_{12} 或叶酸缺乏分别给予补充。

第三节　消化性溃疡

消化性溃疡主要指发生在胃和十二指肠的慢性溃疡，即胃溃疡（gastric ulcer，GU）和十二指肠溃疡（duodenal ulcer，DU），因溃疡形成与胃酸/胃蛋白酶的消化作用有关而得名。溃疡的黏膜缺损超过黏膜肌层，不同于糜烂。

一、流行病学

消化性溃疡是全球性常见病。西方国家资料显示，自 20 世纪 50 年代以后，消化性溃疡发病率呈下降趋势。我国临床统计资料提示，消化性溃疡患病率在近十多年来亦开始呈下降趋势。本病可发生于任何年龄，但中年最为常见，DU多见于青壮年，而 GU 多见于中老年，后者发病高峰比前者约迟 10 年。男性患病比女性较多。临床上，DU 比 GU 为多见，两者之比为（2～3）：1，但有地区差异，在胃癌高发区 GU 所占的比例有增加。

二、病因和发病机制

在正常生理情况下，胃十二指肠黏膜经常接触有强侵蚀力的胃酸和在酸性环境下被激活、能水解蛋白质的胃蛋白酶。此外，还经常受摄入的各种有害物质的侵袭，但却能抵御这些侵袭因素的损害，维持黏膜的完整性，这是因为胃十二指肠黏膜具有一系列防御和修复机制。目前认为，胃十二指肠黏膜的这一完善而有效的防御和修复机制，足以抵抗胃酸/胃蛋白酶的侵蚀。一般而言，只有当某些因素损害了这一机制才可能发生胃酸/胃蛋白酶侵蚀黏膜而导致溃疡形成。近年的研究已经明确，幽门螺杆菌和非甾体抗炎药是损害胃十二指肠黏膜屏障从而导致消化性溃疡发病的最常见病因。少见的特殊情况，当过度胃酸分泌远远超过黏膜的防御和修复作用也可能导致消化性溃疡发生。现将这些病因及其导致溃疡发生的机制分述如下。

(一)幽门螺杆菌

确认幽门螺杆菌为消化性溃疡的重要病因主要基于两方面的证据：①消化性溃疡患者的幽门螺杆菌检出率显著高于对照组的普通人群，在 DU 的检出率约为 90%、GU 为 70%～80%（幽门螺杆菌阴性的消化性溃疡患者往往能找到非甾体抗炎药服用史等其他原因）；②大量临床研究肯定，成功根除幽门螺杆菌后溃疡复发率明显下降，用常规抑酸治疗后愈合的溃疡年复发率为 50%～70%，而根除幽门螺杆菌可使溃疡复发率降至 5% 以下，这就表明去除病因后消化性溃疡可获治愈。至于何以在感染幽门螺杆菌的人群中仅有少部分人（约 15%）发生消化性溃疡，一般认为，这是幽门螺杆菌、宿主和环境因素三者相互作用的不同结果。

幽门螺杆菌感染导致消化性溃疡发病的确切机制尚未阐明。目前比较普遍接受的一种假说试图将幽门螺杆菌、宿主和环境 3 个因素在 DU 发病中的作用统一起来。该假说认为，胆酸对幽门螺杆菌生长具有强烈的抑制作用，因此正常情况下幽门螺杆菌无法在十二指肠生存，十二指肠球部酸负荷增加是 DU 发病的重要环节，因为酸可使结合胆酸沉淀，从而有利于幽门螺杆菌在十二指肠球部生长。幽门螺杆菌只能在胃上皮组织定植，因此在十二指肠球部存活的幽门螺杆菌只有当十二指肠球部发生胃上皮化生才能定植下来，而据认为十二指肠球部的胃上皮化生是十二指肠对酸负荷的一种代偿反应。十二指肠球部酸负荷增加的原因，一方面与幽门螺杆菌感染引起慢性胃窦炎有关，幽门螺杆菌感染直接或间接作用于胃窦 D、G 细胞，削弱了胃酸分泌的负反馈调节，从而导致餐后胃酸分泌增加；另一方面，吸烟、应激和遗传等因素均与胃酸分泌增加有关。定植在十二指肠球部的幽门螺杆菌引起十二指肠炎症，炎症削弱了十二指肠黏膜的防御和修复功能，在胃酸/胃蛋白酶的侵蚀下最终导致 DU 发生。十二指肠炎症同时导致十二指肠黏膜分泌碳酸氢盐减少，间接增加十二指肠的酸负荷，进一步促进 DU 的发生和发展过程。

对幽门螺杆菌引起 GU 的发病机制研究较少，一般认为是幽门螺杆菌感染引起的胃黏膜炎症削弱了胃黏膜的屏障功能，胃溃疡好发于非泌酸区与泌酸区交界处的非泌酸区侧，反映了胃酸对屏障受损的胃黏膜的侵蚀作用。

(二)非甾体抗炎药

非甾体抗炎药是引起消化性溃疡的另一个常见病因。大量研究资料显示，服用非甾体抗炎药患者发生消化性溃疡及其并发症的危险性显著高于普通人群。临床研究报道,在长期服用非甾体抗炎药患者中 10％～25％可发现胃或十二指肠溃疡,有 1％～4％的患者发生出血、穿孔等溃疡并发症。非甾体抗炎药引起的溃疡以 GU 较 DU 多见。溃疡形成及其并发症发生的危险性除与服用非甾体抗炎药种类、剂量、疗程有关外,尚与高龄、同时服用抗凝血药、糖皮质激素等因素有关。

非甾体抗炎药通过削弱黏膜的防御和修复功能而导致消化性溃疡发病,损害作用包括局部作用和系统作用两方面,系统作用是主要致溃疡机制,主要是通过抑制环加氧酶(COX)而起作用。COX 是花生四烯酸合成前列腺素的关键限速酶,COX 有两种异构体,即结构型 COX-1 和诱生型 COX-2。COX-1 在组织细胞中恒量表达,催化生理性前列腺素合成而参与机体生理功能调节;COX-2 主要在病理情况下由炎症刺激诱导产生,促进炎症部位前列腺素的合成。传统的非甾体抗炎药如阿司匹林、吲哚美辛等旨在抑制 COX-2 而减轻炎症反应,但特异性差,同时抑制了 COX-1,导致胃肠黏膜生理性前列腺素 E 合成不足。后者通过增加黏液和碳酸氢盐分泌、促进黏膜血流增加、细胞保护等作用在维持黏膜防御和修复功能中起重要作用。

非甾体抗炎药和幽门螺杆菌是引起消化性溃疡发病的两个独立因素,至于两者是否有协同作用则尚无定论。

(三)胃酸和胃蛋白酶

消化性溃疡的最终形成是由于胃酸/胃蛋白酶对黏膜自身消化所致。因胃蛋白酶活性是 pH 依赖性的,在 pH＞4 时便失去活性,因此,在探讨消化性溃疡发病机制和治疗措施时主要考虑胃酸。无酸情况下罕有溃疡发生及抑制胃酸分泌药物能促进溃疡愈合的事实均确证胃酸在溃疡形成过程中的决定性作用,是溃疡形成的直接原因。胃酸的这一损害作用一般只有在正常黏膜防御和修复功能遭受破坏时才能发生。

DU 患者中约有 1/3 存在五肽胃泌素刺激的最大酸排量增高,其余患者最大酸排量多在正常高值,DU 患者胃酸分泌增高的可能因素及其在 DU 发病中的间接及直接作用已如前述。GU 患者基础酸排量及最大酸排量多属正常或偏低。对此,可能解释为 GU 患者多伴多灶萎缩性胃炎,因而胃体壁细胞泌酸功能已受影响,而 DU 患者多为慢性胃窦炎,胃体黏膜未受损或受损轻微因而仍能保持旺盛的泌酸能力。少见的特殊情况如胃泌素瘤患者,极度增加的胃酸分泌的攻击作用远远超过黏膜的防御作用,而成为溃疡形成的起始因素。近年来,非幽门螺杆菌、非甾体抗炎药(也非胃泌素瘤)相关的消化性溃疡报道有所增加,这类

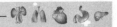

患者病因未明,是否与高酸分泌有关尚有待研究。

(四)其他因素

下列因素与消化性溃疡发病有不同程度的关系。

(1)吸烟:吸烟者消化性溃疡发生率比不吸烟者高,吸烟影响溃疡愈合和促进溃疡复发。吸烟影响溃疡形成和愈合的确切机制未明,可能与吸烟增加胃酸分泌、减少十二指肠及胰腺碳酸氢盐分泌、影响胃十二指肠协调运动、黏膜损害性氧自由基增加等因素有关。

(2)遗传:遗传因素曾一度被认为是消化性溃疡发病的重要因素,但随着幽门螺杆菌在消化性溃疡发病中的重要作用得到认识,遗传因素的重要性受到挑战。例如,消化性溃疡的家族史可能是幽门螺杆菌感染的"家庭聚集"现象;O型血胃上皮细胞表面表达更多黏附受体而有利于幽门螺杆菌定植。因此,遗传因素的作用尚有待进一步研究。

(3)急性应激可引起应激性溃疡已是共识。但在慢性溃疡患者,情绪应激和心理障碍的致病作用却无定论。临床观察发现长期精神紧张、过劳,确实易使溃疡发作或加重,但这多在慢性溃疡已经存在时发生,因此情绪应激可能主要起诱因作用,可能通过神经内分泌途径影响胃十二指肠分泌、运动和黏膜血流的调节。

(4)胃十二指肠运动异常:研究发现部分 DU 患者胃排空增快,这可使十二指肠球部酸负荷增大;部分 GU 患者有胃排空延迟,这可增加十二指肠液反流入胃,加重胃黏膜屏障损害。但目前认为,胃肠运动障碍不大可能是原发病因,但可加重幽门螺杆菌或非甾体抗炎药对黏膜的损害。

概言之,消化性溃疡是一种多因素疾病,其中幽门螺杆菌感染和服用非甾体抗炎药是已知的主要病因,溃疡发生是黏膜侵袭因素和防御因素失平衡的结果,胃酸在溃疡形成中起关键作用。

三、病理

DU 发生在球部,前壁比较常见;GU 多在胃角和胃窦小弯。组织学上,GU 大多发生在幽门腺区(胃窦)与泌酸腺区(胃体)交界处的幽门腺区一侧。幽门腺区黏膜可随年龄增长而扩大[假幽门腺化生和/或肠化生],使其与泌酸腺区之交界线上移,故老年患者 GU 的部位多较高。溃疡一般为单个,也可多个,呈圆形或椭圆形。DU 直径多<10 mm,GU 要比 DU 稍大。亦可见到直径>2 cm 的巨大溃疡。溃疡边缘光整、底部洁净,由肉芽组织构成,上面覆盖有灰白色或灰黄色纤维渗出物。活动性溃疡周围黏膜常有炎症水肿。溃疡浅者累及黏膜肌层,深者达肌层甚至浆膜层,溃破血管时引起出血,穿破浆膜层时引起穿孔。溃疡愈合时周围黏膜炎症、水肿消退,边缘上皮细胞增生覆盖溃疡面,其下的肉芽组织纤维转化,变为瘢痕,瘢痕收缩使周围黏膜皱襞向其集中。

四、临床表现

上腹痛是消化性溃疡的主要症状,但部分患者可无症状或症状较轻以致不为患者所注意,而以出血、穿孔等并发症为首发症状。典型的消化性溃疡有如下临床特点:①慢性过程,病史可达数年至数十年;②周期性发作,发作与自发缓解相交替,发作期可为数周或数月,缓解期亦长短不一,短者数周、长者数年;发作常有季节性,多在秋冬或冬春之交发病,可因精神情绪不良或过劳而诱发;③发作时上腹痛呈节律性,表现为空腹痛即餐后 2～4 小时和/或午夜痛,腹痛多为进食或服用抗酸药所缓解,典型节律性表现在 DU 多见。

(一)症状

上腹痛为主要症状,性质多为灼痛,亦可为钝痛、胀痛、剧痛或饥饿样不适感。多位于中上腹,可偏右或偏左。一般为轻至中度持续性痛。疼痛常有典型的节律性如上述。腹痛多在进食或服用抗酸药后缓解。

部分患者无上述典型表现的疼痛,而仅表现为无规律性的上腹隐痛或不适。具或不具典型疼痛者均可伴有反酸、嗳气、上腹胀等症状。

(二)体征

溃疡活动时上腹部可有局限性轻压痛,缓解期无明显体征。

五、特殊类型的消化性溃疡

(一)复合溃疡

复合溃疡指胃和十二指肠同时发生的溃疡。DU 往往先于 GU 出现。幽门梗阻发生率较高。

(二)幽门管溃疡

幽门管位于胃远端,与十二指肠交界,长约 2 cm。幽门管溃疡与 DU 相似,胃酸分泌一般较高。幽门管溃疡上腹痛的节律性不明显,对药物治疗反应较差,呕吐较多见,较易发生幽门梗阻、出血和穿孔等并发症。

(三)球后溃疡

DU 大多发生在十二指肠球部,发生在球部远段十二指肠的溃疡称球后溃疡。多发生在十二指肠乳头的近端。具 DU 的临床特点,但午夜痛及背部放射痛多见,对药物治疗反应较差,较易并发出血。

(四)巨大溃疡

巨大溃疡指直径＞2 cm 的溃疡。对药物治疗反应较差、愈合时间较慢,易发生慢性穿透或穿孔。胃的巨大溃疡注意与恶性溃疡鉴别。

(五)老年人消化性溃疡

近年,老年人发生消化性溃疡的报道增多。临床表现多不典型,GU 多位于胃体上部甚至胃底部,溃疡常较大,易误诊为胃癌。

(六)无症状性溃疡

约 15% 消化性溃疡患者可无症状,而以出血、穿孔等并发症为首发症状。可见于任何年龄,以老年人较多见;非甾体抗炎药引起的溃疡近半数无症状。

六、实验室和其他检查

(一)胃镜检查

胃镜检查是确诊消化性溃疡首选的检查方法。胃镜检查不仅可对胃十二指肠黏膜直接观察、摄像,还可在直视下取活组织作病理学检查及幽门螺杆菌检测,因此胃镜检查对消化性溃疡的诊断及胃良、恶性溃疡鉴别诊断的准确性高于 X 线钡餐检查。例如,在溃疡较小或较浅时钡餐检查有可能漏诊;钡餐检查发现十二指肠球部畸形可有多种解释;活动性上消化道出血是钡餐检查的禁忌证;胃的良、恶性溃疡鉴别必须由活组织检查来确定。

内镜下消化性溃疡多呈圆形或椭圆形,也有呈线形,边缘光整,底部覆有灰黄色或灰白色渗出物,周围黏膜可有充血、水肿,可见皱襞向溃疡集中。内镜下溃疡可分为活动期(A)、愈合期(H)和瘢痕期(S)3 个病期,其中每个病期又可分为 1 和 2 两个阶段。

(二)X 线钡餐检查

X 线钡餐检查适用于对胃镜检查有禁忌或不愿接受胃镜检查者。溃疡的 X 线征象有直接和间接两种:龛影是直接征象,对溃疡有确诊价值;局部压痛、十二指肠球部激惹和球部畸形、胃大弯侧痉挛性切迹均为间接征象,仅提示可能有溃疡。

(三)幽门螺杆菌检测

幽门螺杆菌检测应列为消化性溃疡诊断的常规检查项目,因为有无幽门螺杆菌感染决定治疗方案的选择。检测方法分为侵入性和非侵入性两大类。前者需通过胃镜检查取胃黏膜活组织进行检测,主要包括快呋塞米素酶试验、组织学检查和幽门螺杆菌培养;后者主要有^{13}C或^{14}C尿素呼气试验、粪便幽门螺杆菌抗原检测及血清学检查(定性检测血清抗幽门螺杆菌 IgG 抗体)。

快呋塞米素酶试验是侵入性检查的首选方法,操作简便、费用低。组织学检查可直接观察幽门螺杆菌,与快呋塞米素酶试验结合,可提高诊断准确率。幽门螺杆菌培养技术要求高,主要用于科研。^{13}C或^{14}C尿素呼气试验检测幽门螺杆菌敏感性及特异性高而无须胃镜检查,可作为根除治疗后复查的首选方法。

应注意,近期应用抗生素、质子泵抑制剂、铋剂等药物,因有暂时抑制幽门螺杆菌作用,会使上述检查(血清学检查除外)呈假阴性。

(四)胃液分析和血清胃泌素测定

一般仅在疑有胃泌素瘤时做鉴别诊断之用。

七、诊断和鉴别诊断

慢性病程、周期性发作的节律性上腹疼痛,且上腹痛可为进食或抗酸药所缓解的临床表现是诊断消化性溃疡的重要临床线索。但应注意,一方面有典型溃疡样上腹痛症状者不一定是消化性溃疡,另一方面部分消化性溃疡患者症状可不典型甚至无症状。因此,单纯依靠病史难以作出可靠诊断。确诊有赖胃镜检查。X 线钡餐检查发现龛影亦有确诊价值。

鉴别诊断本病主要临床表现为慢性上腹痛,当仅有病史和体检资料时,需与其他有上腹痛症状的疾病如肝、胆、胰、肠疾病和胃的其他疾病相鉴别。功能性消化不良临床常见且临床表现与消化性溃疡相似,应注意鉴别。如做胃镜检查,可确定有无胃十二指肠溃疡存在。

胃镜检查如见胃十二指肠溃疡,应注意与引起胃十二指肠溃疡的少见特殊病因或以溃疡为主要表现的胃十二指肠肿瘤鉴别。其中,与胃癌、胃泌素瘤的鉴别要点如下。

(一)胃癌

内镜或 X 线检查见到胃的溃疡,必须进行良性溃疡(胃溃疡)与恶性溃疡(胃癌)的鉴别。Ⅲ型(溃疡型)早期胃癌单凭内镜所见与良性溃疡鉴别有困难,放大内镜和染色内镜对鉴别有帮助,但最终必须依靠直视下取活组织检查鉴别。恶性溃疡的内镜特点为:①溃疡形状不规则,一般较大;②底凹凸不平、苔污秽;③边缘呈结节状隆起;④周围皱襞中断;⑤胃壁僵硬、蠕动减弱(X 线钡餐检查亦可见上述相应的 X 线征)。活组织检查可以确诊,但必须强调,对于怀疑胃癌而一次活检阴性者,必须在短期内复查胃镜进行再次活检;即使内镜下诊断为良性溃疡且活检阴性,仍有漏诊胃癌的可能,因此对初诊为胃溃疡者,必须在完成正规治疗的疗程后进行胃镜复查,胃镜复查溃疡缩小或愈合不是鉴别良、恶性溃疡的最终依据,必须重复活检加以证实。

(二)胃泌素瘤

胃泌素瘤亦称 Zollinger-Ellison 综合征,是胰腺非 β 细胞瘤分泌大量胃泌素所致。肿瘤往往很小(直径<1 cm),生长缓慢,半数为恶性。大量胃泌素可刺激壁细胞增生,分泌大量胃酸,使上消化道经常处于高酸环境,导致胃十二指肠球部和不典型部位(十二指肠降段、横段、甚或空肠近端)发生多发性溃疡。胃泌素瘤与普通消化性溃疡的鉴别要点是该病溃疡发生于不典型部位,具难治性特点,有过高胃酸分泌(基础酸排量和最大酸排量均明显升高,且基础酸排量/最大酸排量>60%)及高空腹血清胃泌素(>200 pg/mL,常>500 pg/mL)。

八、并发症

(一)出血

溃疡侵蚀周围血管可引起出血。出血是消化性溃疡最常见的并发症,也是上消化道大出血最常见的病因(约占所有病因的 50%)。

(二)穿孔

溃疡病灶向深部发展穿透浆膜层则并发穿孔。溃疡穿孔临床上可分为急性、亚急性和慢性 3 种类型,以第一种常见。急性穿孔的溃疡常位于十二指肠前壁或胃前壁,发生穿孔后胃肠的内容物漏入腹腔而引起急性腹膜炎。十二指肠或胃后壁的溃疡深至浆膜层时已与邻近的组织或器官发生粘连,穿孔时胃肠内容物不流入腹腔,称为慢性穿孔,又称为穿透性溃疡。这种穿透性溃疡改变了腹痛规律,变得顽固而持续,疼痛常放射至背部。邻近后壁的穿孔或游离穿孔较小,只引起局限性腹膜炎时称亚急性穿孔,症状较急性穿孔轻而体征较局限,且易漏诊。

(三)幽门梗阻

幽门梗阻主要是由 DU 或幽门管溃疡引起。溃疡急性发作时可因炎症水肿和幽门部痉挛而引起暂时性梗阻,可随炎症的好转而缓解;慢性梗阻主要由于瘢痕收缩而呈持久性。幽门梗阻临床表现为:餐后上腹饱胀、上腹疼

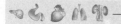

痛加重,伴有恶心、呕吐,大量呕吐后症状可以改善,呕吐物含发酵酸性宿食。严重呕吐可致失水和低氯低钾性碱中毒。可发生营养不良和体重减轻。体检可见胃型和胃蠕动波,清晨空腹时检查胃内有振水声。进一步做胃镜或X线钡剂检查可确诊。

(四)癌变

少数GU可发生癌变,DU则否。GU癌变发生于溃疡边缘,据报道癌变率在1%左右。长期慢性GU病史、年龄在45岁以上、溃疡顽固不愈者应提高警惕。对可疑癌变者,在胃镜下取多点活检做病理检查;在积极治疗后复查胃镜,直到溃疡完全愈合;必要时定期随访复查。

九、治疗

治疗的目的是消除病因、缓解症状、愈合溃疡、防止复发和防治并发症。针对病因的治疗如根除幽门螺杆菌,有可能彻底治愈溃疡病,是近年消化性溃疡治疗的一大进展。

(一)一般治疗

生活要有规律,避免过度劳累和精神紧张。注意饮食规律,戒烟、酒。服用非甾体抗炎药者尽可能停用,即使未用亦要告诫患者今后慎用。

(二)治疗消化性溃疡的药物及其应用

治疗消化性溃疡的药物可分为抑制胃酸分泌的药物和保护胃黏膜的药物两大类,主要起缓解症状和促进溃疡愈合的作用,常与根除幽门螺杆菌治疗配合使用。现就这些药物的作用机制及临床应用分别简述如下。

1.抑制胃酸药物

溃疡的愈合与抑酸治疗的强度和时间成正比。抗酸药具中和胃酸作用,可迅速缓解疼痛症状,但一般剂量难以促进溃疡愈合,故目前多作为加强止痛的辅助治疗。H_2受体拮抗剂可抑制基础及刺激的胃酸分泌,以前一作用为主,而后一作用不如质子泵抑制剂充分。使用推荐剂量各种H_2受体拮抗剂溃疡愈合率相近,不良反应发生率均低。西咪替丁可通过血-脑屏障,偶有精神异常不良反应;与雄激素受体结合而影响性功能;经肝细胞色素P450代谢而延长华法林、苯妥英钠、茶碱等药物的肝内代谢。雷尼替丁、法莫替丁和尼扎替丁上述不良反应较少。已证明H_2受体拮抗剂全日剂量于睡前顿服的疗效与1天2次分服相仿。由于该类药物价格较质子泵抑制剂便宜,临床上特别适用于根除幽门螺杆菌疗程完成后的后续治疗，以及某些情况下预防溃疡复发的长程维持治疗。质子泵抑制剂作用于壁细胞胃酸分泌终末步骤中的关键酶H^+-K^+-ATP酶，使其不可逆失活，因此抑酸作用比H_2受体拮抗剂更强且作用持久。与H_2受体拮抗剂相比，质子泵抑制剂促进溃疡愈合的速度较快、溃疡愈合率较高，因此特别适用于难治性溃疡或非甾体抗炎药溃疡患者不能停用非甾体抗炎药时的治疗。对根除幽门螺杆菌治疗，质子泵抑制剂与抗生素的协同作用较H_2受体拮抗剂好，因此是根除幽门螺杆菌治疗方案中最常用的基础药物。使用推荐剂量的各种质子泵抑制剂，对消化性溃疡的疗效相仿，不良反应均少。

2.保护胃黏膜药物

硫糖铝和胶体铋目前已少用作治疗消化性溃疡的一线药物。枸橼酸铋钾（胶体次枸橼酸铋）因兼有较强抑制幽门螺杆菌作用，可作为根除幽门螺杆菌联合治疗方案的组分，但要注意此药不能长期服用，因会过量蓄积而引起神经毒性。米索前列醇具有抑制胃酸分泌、增加胃十二指肠黏膜的黏液及碳酸氢盐分泌和增加黏膜血流等作用，主要用于非甾体抗炎药溃疡的预防，腹泻是常见不良反应，因会引起子宫收缩，故孕妇忌服。

(三)根除幽门螺杆菌治疗

对幽门螺杆菌感染引起的消化性溃疡，根除幽门螺杆菌不但可促进溃疡愈合，而且可预防溃疡复发，从而彻底治愈溃疡。因此，凡有幽门螺杆菌感染的消化性溃疡，无论初发或复发、活动或静止、有无并发症，均应予以根除幽门螺杆菌治疗。

1.根除幽门螺杆菌的治疗方案

已证明在体内具有杀灭幽门螺杆菌作用的抗生素有克拉霉素、阿莫西林、甲硝唑（或替硝唑）、四环素、呋喃唑酮、某些喹诺酮类如左氧氟沙星等。质子泵抑制剂及胶体铋体内能抑制幽门螺杆菌，与上述抗生素有协同杀菌作用。目前尚无单一药物可有效根除幽门螺杆菌，因此必须联合用药。应选择幽门螺杆菌根除率高的治疗方案力求一次根除成功。研究证明以质子泵抑制剂或胶体铋为基础加上两种抗生素的三联治疗方案有较高根除率。这些方案中，以质子泵抑制剂为基础的方案所含质子泵抑制剂能通过抑制胃酸分泌提高口服抗生素的抗菌活性从而提高根除率，再者质子泵抑制剂本身具有快速缓解症状和促进溃疡愈合作用，因此是临床中最常用的方案。而其中，又以质子泵抑制剂加克拉霉素再加阿莫西林或甲硝唑的方案根除率最高。幽门螺杆菌根除失败的主要原因是患者的服药依从性问题和幽门螺杆菌对治疗方案中抗生素的耐药性。因此，在选择治疗方案时要了解所在地区的耐药情况,近年世界不少国家和我国一些地区幽门螺杆菌对甲硝唑和克拉霉素的耐药率在增加,应引起注意。呋喃唑酮(200 mg/d,分 2 次)耐药性少见、价廉,国内报道用呋喃唑酮代替克拉霉素或甲硝唑的三联疗法亦可取得较高的根除率,但要注意呋喃唑酮引起的周围神经炎和溶血性贫血等不良反应。治疗失败后的再治疗比较困难,可换用另外两种抗生素(阿莫西林原发和继发耐药均极少见,可以不换)如质子泵抑制剂加左氧氟沙星(500 mg/d,每天1 次)和阿莫西林,或采用质子泵抑制剂和胶体铋合用再加四环素(1 500 mg/d,每天 2 次)和甲硝唑的四联疗法。

2.根除幽门螺杆菌治疗结束后的抗溃疡治疗

在根除幽门螺杆菌疗程结束后,继续给予一个常规疗程的抗溃疡治疗(如 DU 患者予质子泵抑制剂常规剂量、每天 1 次、总疗程 2~4 周,或 H_2 受体拮抗剂常规剂量、疗程4~6 周;GU 患者质子泵抑制剂常规剂量、每天1 次、总疗程 4~6周,或 H_2 受体拮抗剂常规剂量、疗程 6~8 周)是最理想的。这在有并发症或溃疡面积大的患者尤为必要,但对无并发症且根除治疗结束时症状已得到完全缓解者,也可考虑停药以节省药物费用。

3.根除幽门螺杆菌治疗后复查

治疗后应常规复查幽门螺杆菌是否已被根除,复查应在根除幽门螺杆菌治疗结束至少 4 周后进行,且在检查前停用质子泵抑制剂或铋剂 2 周,否则会出现假阴性。可采用非侵入性的[13]C或[14]C尿素呼气试验,也可通过胃镜在检查溃疡是否愈合的同时取活检做尿素酶及(或)组织学检查。对未排除胃恶性溃疡或有并发症的消化性溃疡应常规进行胃镜复查。

(四)非甾体抗炎药溃疡的治疗、复发预防及初始预防

对服用非甾体抗炎药后出现的溃疡,如情况允许应立即停用非甾体抗炎药,如病情不允许可换用对黏膜损伤少的非甾体抗炎药如特异性 COX-2 抑制剂(如塞来昔布)。对停用非甾体抗炎药者,可予常规剂量常规疗程的 H_2 受体拮抗剂或质子泵抑制剂治疗;对不能停用非甾体抗炎药者,应选用质子泵抑制剂治疗(H_2 受体拮抗剂疗效差)。因幽门螺杆菌和非甾体抗炎药是引起溃疡的两个独立因素,因此应同时检测幽门螺杆菌,如有幽门螺杆菌感染应同时根除幽门螺杆菌。溃疡愈合后,如不能停用非甾体抗炎药,无论幽门螺杆菌阳性还是阴性都必须继续质子泵抑制剂或米索前列醇长程维持治疗以预防溃疡复发。对初始使用非甾体抗炎药的患者是否应常规给药预防溃疡的发生仍有争论。已明确的是,对于发生非甾体抗炎药溃疡并发症的高危患者,如既往有溃疡病史、高龄、同时

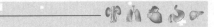

应用抗凝血药(包括低剂量的阿司匹林)或糖皮质激素者,应常规予抗溃疡药物预防,目前认为质子泵抑制剂或米索前列醇预防效果较好。

(五)溃疡复发的预防

有效根除幽门螺杆菌及彻底停服非甾体抗炎药,可消除消化性溃疡的两大常见病因,因而能大大减少溃疡复发。对溃疡复发同时伴有幽门螺杆菌感染复发(再感染或复燃)者,可予根除幽门螺杆菌再治疗。下列情况则需用长程维持治疗来预防溃疡复发:①不能停用非甾体抗炎药的溃疡患者,无论幽门螺杆菌阳性还是阴性(如前述);②幽门螺杆菌相关溃疡,幽门螺杆菌感染未能被根除;③幽门螺杆菌阴性的溃疡(非幽门螺杆菌、非甾体抗炎药溃疡);④幽门螺杆菌相关溃疡,幽门螺杆菌虽已被根除,但曾有严重并发症的高龄或有严重伴随病患者。长程维持治疗一般以 H_2 受体拮抗剂或质子泵抑制剂常规剂量的半量维持,而非甾体抗炎药溃疡复发的预防多用质子泵抑制剂或米索前列醇,已如前述。

(六)外科手术指征

由于内科治疗的进展,目前外科手术主要限于少数有并发症者,包括:①大量出血经内科治疗无效;②急性穿孔;③瘢痕性幽门梗阻;④胃溃疡癌变;⑤严格内科治疗无效的顽固性溃疡。

十、预后

由于内科有效治疗的发展,预后远较过去为佳,病死率显著下降。死亡主要见于高龄患者,死亡的主要原因是并发症,特别是大出血和急性穿孔。

第四节　应激性溃疡

应激性溃疡(stress ulcer,SU)又称急性胃黏膜病变(acute gastric mucosa lesion,AGML)或急性应激性黏膜病(acute stress mucosal lesion,ASML),是指机体在各类严重创伤或疾病等应激状态下发生的食管、胃或十二指肠等部位黏膜的急性糜烂或溃疡。Curling 最早在 1842 年观察到严重烧伤患者易发急性胃十二指肠溃疡出血。1932 年,Cushing 报告颅脑损伤患者易伴发 SU。现已证

实,SU 在重症患者中很常见,75%～100%的重症患者在进入重症监护室
24 小时内发生 SU。0.6%～6%的 SU 并发消化道大出血,而一旦并发大出血,
会导致约 50%患者死亡。SU 病灶通常较浅,很少侵及黏膜肌层以下,穿孔
少见。

一、病因

诱发 SU 的病因较多,常见病因包括严重创伤及大手术后、全身严重感染、
多脏器功能障碍综合征和/或多脏器功能衰竭、休克及心肺脑复苏后、心脑血管
意外、严重心理应激等。其中由严重烧伤导致者又称 Curling 溃疡,继发于重型
颅脑外伤的又称 Cushing 溃疡。

二、病理生理

目前认为 SU 的发生是由于胃运动、分泌、血流、胃肠激素等多种因素的综
合作用,使损伤因素增强,胃黏膜防御作用减弱,不足以抵御胃酸和胃蛋白酶的
侵袭,最终导致胃黏膜损害和溃疡形成(图 6-2)。

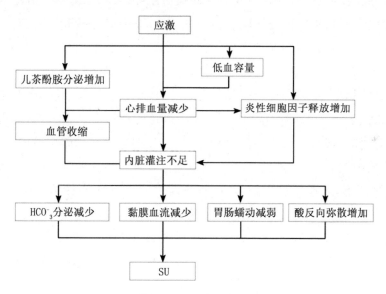

图 6-2 SU 病理生理

正常生理状态下,胃十二指肠黏膜具有一系列防御和修复机制,以抵御各种
侵袭因素的损害,维持黏膜的完整性。这些防御因素主要包括上皮前的黏液和
碳酸氢盐屏障、上皮细胞及上皮后的微循环。

(一)黏液和碳酸氢盐屏障

胃黏液是由黏膜上皮细胞分泌的一种黏稠、不溶性的冻胶状物,其主要成分为糖蛋白,覆盖在胃黏膜表面形成黏液层,此层将胃腔与黏膜上皮细胞顶面隔开,并与来自血流或细胞内代谢产生的 HCO_3^- 一起构成黏液和碳酸氢盐屏障。黏液层是不流动层,H^+ 在其中扩散极慢,其中的 HCO_3^- 可充分与 H^+ 中和,并造成黏液层的胃腔侧与黏膜侧之间存在 pH 梯度,从而减轻胃酸对黏膜上皮细胞的损伤。

(二)胃黏膜屏障

胃黏膜上皮细胞层是保护胃黏膜的重要组成部分,胃腔面的细胞膜由脂蛋白构成,可阻碍胃腔内 H^+ 顺浓度梯度进入细胞内,避免了细胞内 pH 降低。同时上皮细胞能在黏膜受损后进行快速迁移和增生,加快黏膜修复。

(三)黏膜血流

可为黏膜提供氧、营养物质及胃肠肽类激素等以维持其正常功能,还可及时有效清除代谢产物和逆向弥散至黏膜内的 H^+,维持局部微环境稳定。此外,胃黏膜内存在许多具有细胞保护作用的物质,如胃泌素、前列腺素、生长抑素、表皮生长因子等,有保护细胞,抑制胃酸分泌,促进上皮再生的作用。

在创伤、休克等严重应激情况下,黏膜上皮细胞功能障碍,不能产生足够的 HCO_3^- 和黏液,黏液和碳酸氢盐屏障受损;同时交感神经兴奋,使胃的运动功能减弱,幽门功能紊乱,十二指肠内容物返流入胃,加重对胃黏膜屏障的破坏;应激状态下胃黏膜缺血坏死,微循环障碍使黏膜上皮细胞更新减慢;应激时前列腺素(PGs)水平降低,儿茶酚胺大量释放,可激活并产生大量活性氧,其中的超氧离子可使细胞膜脂质过氧化,破坏细胞完整性,并减少核酸合成,使上皮细胞更新速度减慢,加重胃黏膜损伤。活性氧还可与血小板活化因子(PAF)、白三烯(LTC)、血栓素(TXB_2)等相互作用,参与多种原因所致的 SU 发病过程。

三、临床表现

消化道出血是 SU 的主要表现,可出现呕血和/或黑便,或仅有胃液或大便潜血阳性。出血的显著特点是具有间歇性,可间隔多天,这种间歇特性可能是由于原有黏膜病灶愈合同时又有新病灶形成所致。消化道出血量大时常有血压下降,心率增快,体位性晕厥,皮肤湿冷,尿少等末梢循环衰竭表现,连续出血可导致血红蛋白下降,血尿素氮增多,甚至出现重要脏器功能衰竭。除出血外,SU 可出现上腹痛、腹胀、恶心、呕吐、反酸等消化道症状,但较一般胃、十二指肠溃疡病轻。由于 SU 常并发于严重疾病或多个器官损伤,其临床表现容易被原有疾病掩盖。

四、辅助检查

(一)胃镜检查

胃镜检查是目前诊断 SU 的主要方法。病变多见于胃体及胃底部,胃窦部少见,仅在病情发展或恶化时才累及胃窦部。胃镜下可见胃黏膜充血、水肿、点片状糜烂、出血,以及大小不一的多发性溃疡,溃疡边缘整齐,可有新鲜出血或血斑。Curling 溃疡多发生在胃和食管,表现为黏膜局灶性糜烂,糜烂局部可有点片状或条索状出血,或呈现大小不等的瘀点及瘀斑,溃疡常为多发,形态不规则,境界清楚,周围黏膜水肿不明显,直径多在 0.5~1 cm。Curling 溃疡内镜下表现与其他类型 SU 相似,但病变形态多样,分布较广,病程后期胃黏膜病变处因细菌感染可见脓苔。

(二)介入血管造影

行选择性胃十二指肠动脉造影,当病灶活动性出血量大于 0.5 mL/min 时,可于出血部位见到造影剂外溢、积聚,有助于出血定位。但阴性结果并不能排除 SU。

(三)其他

X 线钡剂造影不适用于危重患者,诊断价值较小,现已很少应用。

五、诊断

SU 的诊断主要靠病史和临床表现。中枢神经系统病变(颅内肿瘤、外伤、颅内大手术等)、严重烧伤、外科大手术、创伤和休克、脓毒血症和尿毒症等患者出现上腹部疼痛或消化道出血时,要考虑到 SU 可能,确诊有赖于胃镜检查。

六、治疗

(一)抑酸治疗

目标是使胃内 pH>4,并延长 pH>4 的持续时间,从而降低 SU 的严重程度,治疗和预防 SU 并发的出血。目前常用的抑酸药物主要有 H_2 受体拮抗剂和质子泵抑制剂。H_2 受体拮抗剂可拮抗胃壁细胞膜上的 H_2 受体,抑制基础胃酸分泌,也抑制组胺、胰岛素、促胃液素、咖啡因等引起的胃酸分泌,降低胃酸,保护胃黏膜，并通过干扰组胺作用，间接影响垂体激素的分泌和释放，从而达到控制SU出血的作用。常用药物有雷尼替丁（100 mg 静脉滴注，2～4 次/天），法莫替丁（20 mg 静脉滴注，2 次/天）。质子泵抑制剂能特异性作用于胃黏膜壁细胞中的 H^+-K^+-ATP 酶，使其不可逆性失活，从而减少基础胃酸分泌和各种刺激引起的胃酸分泌，保护胃黏膜，缓解胃肠血管痉挛状态，增加因应激而减少的胃黏膜血流，显著降低出血率和再次出血的发生率。但质子泵抑制剂减少胃酸同时也降低胃肠道的防御功能，利于革兰氏阴性杆菌生长，不利于对肺部感染及肠道菌群的控制，长期应用还可引起萎缩性胃炎等，并可能与社区获得性肺炎或医院获得性肺炎相关。常用药物如奥美拉唑和潘妥拉唑，40 mg 静脉滴注，2 次/天。

（二）保护胃黏膜

前列腺素 E_2 可增加胃十二指肠黏膜的黏液和碳酸氢盐分泌，改善黏膜血流，增强胃黏膜防护作用，同时可抑制胃酸分泌。硫糖铝、氢氧化铝凝胶等可黏附于胃壁起到保护胃黏膜的作用，并可以降低胃内酸度。用法可从胃管反复灌注药物。

（三）其他药物

近年研究认为氧自由基的大量释放是 SU 的重要始动因子之一，别嘌呤醇、维生素 E 及中药复方丹参、小红参等具有拮抗氧自由基的作用，但临床实际效果还需循证医学方法证实。

（四）SU 并发出血的处理

一般先采用非手术疗法，包括输血，留置胃管持续胃肠负压吸引，使用抑酸药物，冰盐水洗胃等。有条件时可行介入治疗，行选择性动脉插管（胃左动脉）后灌注血管升压素。另外，如果患者情况可以耐受，可行内镜下止血，如钛夹止血、套扎止血、局部应用组织粘附剂和药物止血、黏膜内或血管内注射止血剂、高频电和氩离子凝固止血等。若非手术治疗无效，对持续出血或短时间内反复大量出血，范围广泛的严重病变，需及时手术治疗，原则是根据患者全身情况、病变部位、范围大小及合并症等选择最简单有效的术式。病变范围不大或十二指肠出血为主者，多主张行胃大部切除或胃大部切除加选择性迷走神经切断术。若病变范围广泛，弥漫性大量出血，特别是病变波及胃底者，可视情况保留 10% 左右的胃底，或行全胃切除术，但全胃切除创伤大，应谨慎用于 SU 患者。

七、预防

预防 SU 的基本原则是积极治疗原发病，纠正休克和抑制胃酸。具体措施包括：积极治疗原发病和防治并发症；维护心肺等重要器官正常功能；及时纠正休克，维持有效循环容量；控制感染；维持水、电解质及酸碱平衡；预防性应用抑酸药物；避免应用激素及阿司匹林、吲哚美辛（消炎痛）等非甾体抗炎药；对有腹胀及呕吐者留置胃管减压，以降低胃内张力，减轻胃黏膜缺血和十二指肠反流液对胃黏膜的损害。

第七章 肾内科疾病

第一节 慢性肾小球肾炎

一、概说

慢性肾小球肾炎是指由多种原发性肾小球疾病所导致的较长病程的疾病，临床以蛋白尿、水肿、血尿、高血压或伴肾功能减退为特征，成年人常见，除小部分有急性肾炎史外，多数起病缓慢，呈隐匿性经过。

二、诊断

(一)临床表现

1.水肿

患者均有不同程度的水肿，轻者仅面部、眼睑和组织松弛部水肿，甚至可间歇出现，重者则全身普遍性水肿，并可有腹水、胸腔积液。

2.高血压

一部分患者有高血压症状，血压升高可为持续性，亦可呈间歇性，以舒张压升高[高于12.0 kPa(90 mmHg)]为特点。

3.尿异常表现

此为必有症状，尿量变化与水肿及肾功能情况有关，水肿期尿量减少，无水肿者尿量多正常，肾功能明显减退；浓缩功能障碍者常有夜尿，多尿，尿比重偏低(<1.020)，尿蛋白含量不等，多在 1~3 g/24 h，亦可呈大量蛋白尿(>3.5 g/24 h)，尿沉渣中可见颗粒管型、透明管型，伴有轻中度血尿，偶可见肉眼血尿(为肾小球源血尿)。

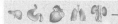

4.肾功能不全

主要指肾小球滤过率降低,就诊时多数患者内生肌酐清除率(Ccr)尚未降到正常值50%以下。

5.贫血

有轻至中度以上正常细胞正色素性贫血。水肿明显者可轻度贫血,可能与血液稀释有关。

(二)实验室检查

除上述尿常规及肾功能检查外,还有其他检查有助于诊断及预后判断。

1.尿液检查

尿 C_3 测定、尿纤维蛋白降解产物测定、尿圆盘电泳、尿蛋白选择指数,有助于分析其原发病的病理类型。

2.血液检查

血清补体测定、免疫球蛋白测定、β-微球蛋白,对分析病理类型及预后有参考价值。

3.超声检查

观察肾脏形态学改变,以供诊断参考。

4.肾脏活体组织检查

直接观察慢性肾炎之原发疾病病理类型,对其诊断、治疗和预后都有很重要的意义。

三、鉴别诊断

(一)本病普通型和慢性肾盂肾炎鉴别

泌尿系统感染史,尿沉渣中白细胞经常反复出现,甚至有白细胞管型,尿细菌学检查阳性,均可提示慢性肾盂肾炎。其晚期亦有大量蛋白尿和高血压及肾功损害,但肾小管功能损害先于氮质血症,且具有肾小管性蛋白尿的特征,一般无低蛋白血症,肾图示双侧肾损害差异较大。多见于女性。有时慢性肾炎合并尿路感染,用抗生素治疗,其尿液成分改变、氮质血症或可好转,但肾炎综合征仍会存在。

(二)本病高血压与原发性高血压继发肾脏损害的鉴别

后者多发生于 40 岁以后,常先有多年的高血压史,有全身各器官动脉硬化表现,尿蛋白多不严重,无低蛋白血症,无贫血,肾小管损害较肾小球损害明显。

(三)本病急性发作而既往史不明显者需要与急性肾炎鉴别

较短的潜伏期,伴明显的贫血,低蛋白血症,眼底及心脏改变和 B 超检查双

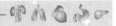

肾不增大,均可与急性肾炎鉴别。

(四)与继发于全身疾病的肾损害鉴别

全身性疾病出现肾损害的有变应性紫癜、糖尿病、结缔组织病、高尿酸血症等。各系统的详细检查可助确诊。

(五)本病肾病型与类脂性肾病鉴别

均可有肾病综合征的表现,有时类脂性肾病虽一过性出现高血压、肾功能不全,但经利尿及消肿治疗会很快恢复,一般镜下血尿很少,且尿蛋白高度选择性,尿 C_3、尿纤维蛋白降解产物无,对激素敏感,而肾病型与之相反。

四、并发症

(一)心功能不全

由于高血压、贫血、水肿等原因,表现为心脏扩大、心律失常及心力衰竭。

(二)多种感染

因低蛋白血症,抗感染能力低,易发生呼吸道、泌尿道、皮肤等感染。

五、治疗

(一)控制感染

常选用青霉素类或大环内酯类抗生素或林可霉素等药。

(二)对症处理

水肿、尿少者可选用噻嗪类利尿剂,常同时配用保钾利尿药,以增强利尿效果。常用氢氯噻嗪(双氢克尿塞)合氨苯蝶啶。如上药无效时,可用呋塞米、依他尼酸(利尿酸)等强利尿剂,特别是呋塞米在肾功能严重受损时仍有效果。若血浆蛋白过低(<25 g/L),利尿剂往往达不到消肿目的,应适当补充清蛋白或血浆,以提高血液胶体渗透压,促进利尿,消肿。

高血压患者可适当选用利尿剂或降压药。在利尿消肿之后,血压仍不降者,可加用血管紧张素转化酶抑制剂、钙通道阻滞剂,还可配合周围血管扩张药,中枢降压药亦可选用。少数顽固患者,可用血管紧张素Ⅱ转化酶抑制剂。但切记血压不宜下降得过快、过低。

(三)糖皮质激素和细胞毒药物的运用

常用药物为泼尼松,剂量 0.5~1 mg/(kg·d),对其反应好的患者,服药后约1周,开始利尿消肿,尿蛋白逐渐减少,直到消失。以后逐渐减量,每周减少

5 mg,当减至 10～15 mg 时,作为维持量不再减少,并改为隔天服药 1 次,将 2 天药量于早餐前 1 次服下,维持量应服半年或 1 年。激素撤退不宜过快,否则症状易复发。若服泼尼松 3～4 周后,仍无利尿效果,蛋白尿亦不减轻,则表明疗效差,可改用地塞米松或泼尼松龙或加用细胞毒药物,若再用 2～3 周仍无疗效,则表明对激素反应差,宜停药。细胞毒药可用环磷酰胺、氮芥之类。

第二节 急性肾衰竭

一、概述

急性肾衰竭(acute renal failure,ARF)是指各种原因引起的双肾泌尿功能在短期内急剧障碍,导致代谢产物在体内迅速积聚,水电解质和酸碱平衡紊乱,出现氮质血症和代谢性酸中毒,并由此发生的机体内环境严重紊乱的临床综合征。多数患者的一个重要临床表现是少尿(成人每天尿量＜400 mL)或无尿(成人每天尿量＜100 mL),即少尿型急性肾衰竭。也有一部分患者尿量不减少,称为非少尿型急性肾衰竭。临床工作中要注意避免以少(无)尿作为考虑或诊断急性肾衰竭综合征的错误认识,不然会导致失去对急性肾衰竭早期及预防性治疗的时机。2005 年 9 月,由国际肾脏病学会、美国肾脏病学会、美国肾脏病基金会及急诊医学专业来自全球多个国家的专家们共同组成了急性肾损伤的专家组,拟将以往所称的急性肾衰竭更名为急性肾损伤,并讨论了有关 AKI 的定义和分级(表 7-1),以强调对这一综合征的早期诊断、早期处置的重要性。

表 7-1 急性肾损伤的分级

分级	血清肌酐	尿量
I	升高≥26.5 μmol/L(0.3 mg/dL)或增至≥200%	＜0.5 mL/(kg·h),6 小时
II	增至＞300%	＜0.5 mL/(kg·h),12 小时
III	增至＞300%或 354 μmol/L(0.4 mg/dL)	＜0.3 mL/(kg·h),24 小时或无尿 12 小时

二、急性肾衰竭的分类与病因

(一)按发病环节可将急性肾衰竭分为 3 类

急性肾衰竭的病因多样,根据发病环节可分为肾前性、肾性和肾后性三大类,但又常相继出现,如:肾前性肾衰竭和缺血性急性肾小管坏死(肾实质性急性肾衰竭)发生在一个相同的连续的病理生理过程中,当严重或持续的肾脏血流低灌注时肾小管上皮细胞发生严重的损伤,即使纠正了低灌注也难以改善这些病变,临床上就是急性肾小管坏死。

1.肾前性肾衰竭

肾前性肾衰竭是指肾脏血液灌流量急剧减少所致的急性肾衰竭。肾脏无器质性病变,一旦肾灌流量恢复,则肾功能也迅速恢复。所以这种肾衰竭又称功能性肾衰竭或肾前性氮质血症。

2.肾性肾衰竭

肾性肾衰竭是由于各种原因引起肾实质病变而产生的急性肾衰竭,又称器质性肾衰竭。

3.肾后性肾衰竭

由肾以下尿路(即从肾盏到尿道口任何部位)梗阻引起的肾功能急剧下降称肾后性肾衰竭,又称肾后性氮质血症。

(二)急性肾衰竭的常见病因

见表 7-2。

表 7-2　急性肾衰竭的病因分类

1.肾前性(肾脏低灌注)	
血容量不足	细胞外液丢失(烧伤、腹泻、呕吐、消化道大出血、消耗性肾病、利尿、尿崩症、原发性肾上腺皮质功能不全)细胞外液重新分布(烧伤、挤压伤、胰腺炎、营养不良、肾病综合征、严重肝脏病)
心搏出量下降	心肌功能下降(心肌梗死、心律不齐、缺血性心脏病、心肌病、瓣膜病、高血压性心脏病、肺源性心脏病)
周围血管扩张	药物引起(抗高血压药物、麻醉药、药物中毒),脓毒血症,其他:肝衰竭、过敏、肾上腺皮质功能不全、低氧血症、低磷血症
肾脏血管收缩、扩张失衡	脓毒血症,药物:非甾体抗炎药、血管紧张素转换酶抑制剂、α肾上腺受体拮抗剂,肝肾综合征
肾动脉机械性阻塞	夹层形成,外伤(血肿压迫、血管创伤)

续表

2.肾实质性(肾脏本身疾病)	
肾小球疾病	各型急性肾炎,急性感染后肾小球肾炎
肾小管坏死	缺血性(肾前性肾衰竭迁延而至),肾毒性(药物、造影剂、高渗性肾病、重金属或有机溶剂等),色素尿(肌红蛋白尿、血红蛋白尿)
肾间质疾病	药物,自身免疫,感染,肿瘤细胞浸润(淋巴瘤、肉瘤、白血病、结节病)
肾血管疾病	小血管炎(常表现为急性肾炎Ⅲ型),血栓性微血管病(恶性高血压、溶血性尿毒症综合征、硬皮病肾脏危象、弥散性血管内凝血等),肾梗死(肾动脉栓塞、动脉粥样硬化性肾动脉闭塞、肾小动脉胆固醇栓塞综合征)
3.肾后性(尿路梗阻)	
肾内梗阻	骨髓瘤,轻链病,尿酸和/或草酸钙,磺胺、阿昔洛韦等药物结晶
双侧肾盂、输尿管梗阻	管腔内梗阻:肿瘤、结石、血块、组织块或脓块、脱落肾乳头、真菌团块。管腔外压迫:肿瘤、肿大淋巴结、后腹膜纤维化、误结扎
膀胱及以下部位	结石、肿瘤、血块,神经性膀胱,前列腺肿大(恶性或良性),尿道狭窄(外伤、肿瘤),严重的包茎

1.肾前性肾衰竭

(1)低血容量:见于大量失血、外科手术、创伤、烧伤、严重的呕吐、腹泻等引起的低血容量性休克。

(2)心力衰竭:见于急性心肌梗死、严重心律失常、心包填塞等引起的心源性休克,造成心排血量急剧下降时。

(3)血管床容量扩大,使有效循环血量减少:血管床容量扩大,使有效循环血量减少,见于过敏性休克及败血症休克时血管床容量扩大,血液淤滞。

(4)其他各种外科因素等引起的肾血流障碍:上述因素直接影响血压和肾灌流,当血压低于 10.7 kPa(80 mmHg)时,肾小球毛细血管压低于6.4 kPa(48 mmHg),引起肾灌流减少和肾缺血。

由于肾前性急性肾衰竭主要是有效循环血量减少和肾血管收缩,导致肾小球滤过率急剧降低,而肾小管功能尚属正常;同时,因继发性醛固酮和抗利尿激素分泌增加,又可加强远曲小管和集合管对钠的重吸收,因而其临床特点有少尿(尿量<400 mL/d),尿钠浓度低(<20 mmol/L),尿比重较高(>1.020)和氮质血症,血浆肌酐和血液尿素氮明显升高,尿肌酐/血肌酐比值>40。

2.肾性肾衰竭

(1)肾小球、肾间质和肾血管疾病:如急性肾小球肾炎、狼疮性肾炎、急进型高血压病、急性肾盂肾炎、坏死性肾乳头炎和肾动脉粥样栓塞都能引起急性肾衰竭。

(2)急性肾小管坏死:急性肾小管坏死(acute tubular necrosis,ATN)是临床上引起急性肾衰竭的最常见也是最重要的原因,它所引起的急性肾衰竭占所有急性肾衰竭的 $40\%\sim50\%$。引起 ATN 的因素主要有以下几种。

急性肾缺血:肾前性肾衰竭的各种病因(如休克),在早期未能得到及时的抢救,因持续的肾缺血而引起 ATN,即由功能性肾衰竭转为器质性肾衰竭。目前研究认为,急性肾缺血损伤更容易出现在再灌注之后,其中再灌注产生的氧自由基可能是导致 ATN 的主要因素之一。

急性肾中毒:引起肾中毒的毒物如下。①药物:如氨基糖苷类抗生素、四环素族和两性霉素 B 等,静脉注射或口服 X 线造影剂也可直接损伤肾小管;有机溶剂:如四氯化碳、乙二醇和甲醇等。②重金属:如汞、铋、铅、锑、砷等化合物。③生物毒素:如生鱼胆、蛇毒、蜂毒等。上述这些毒物随肾小球滤液流经肾小管时,均能引起肾小管损害。

血红蛋白和肌红蛋白对肾小管的阻塞及损害:这也是引起 ATN 的常见病因,如输血时血型不合或葡萄糖-6-磷酸脱氢酶(G-6-PD)缺乏和疟疾引起的溶血、挤压综合征、创伤和外科引起的横纹肌溶解症、过度运动、中暑、妊娠高血压综合征、长期昏迷、病毒性心肌炎引起非创伤性横纹肌溶解症,从红细胞和肌肉分别释出的血红蛋白和肌红蛋白,经肾小球滤过而形成肾小管色素管型,堵塞并损害肾小管,引起 ATN。

传染性疾病:如流行性出血热、钩端螺旋体病等引起的急性肾小管坏死。其中流行性出血热最常见,约占急性肾衰竭总发病率 18.6%。出血热的病理基础主要是:①肾小球和肾小管基底膜有免疫复合物沉积。②外周循环障碍,血压降低,导致肾缺血,加重肾小管损害。

ATN 的病情虽然很严重,但是只要处理得当,情况是可以逆转的,因为坏死发生后 3~4 天就开始修复过程,坏死的肾小管上皮细胞逐渐被再生的肾小管上皮细胞所取代,肾功能和内环境也可望逐渐恢复正常。

由于肾小管有器质性损伤使浓缩和稀释功能丧失,尿比重固定在 1.010 左右,称为等渗尿;同时也因重吸收钠的能力降低,尿钠浓度增高(>40 mmol/L);尿常规可发现血尿,镜检有多种细胞和管型(色素管型、颗粒管型和细胞管型)。血液尿素氮和血浆肌酐进行性升高,肌酐与尿素从尿中排出障碍,尿肌酐/血肌酐<20,与功能性肾衰竭有明显区别。

肾性肾衰竭临床分为少尿型和非少尿型两种,前者多见。少尿型一般出现少尿甚至无尿,非少尿型尿量>400 mL/d。

3.肾后性肾衰竭

见于结石、肿瘤或坏死组织引起的输尿管内梗阻;肿瘤、粘连和纤维化引起的输尿管外梗阻;膀胱以下梗阻见于前列腺肥大、盆腔肿瘤等压迫。由于肾有强大的代偿功能,膀胱以上的梗阻(肾盏、肾盂、输尿管梗阻)是双侧性完全梗阻才能导致肾衰竭,如一侧通畅即可排除肾后性肾衰竭。

尿路梗阻可引起肾盂积水,肾间质压力升高,肾小球囊内压升高,导致肾小球有效滤过压下降,直接影响肾小球滤过率。

若患者尿量突然由正常转变为完全无尿(<100 mL/d),梗阻部位以上尿潴留,氮质血症日益加重。可用X线、肾图或超声检查,查明病因及梗阻部位,解除梗阻,肾功能可迅速恢复正常。如长期梗阻,可发展到尿毒症而死亡。

三、急性肾衰竭的发病机制

急性肾衰竭的发病机制十分复杂,至今尚未完全阐明。不同原因引起的急性肾衰竭,其发病机制不尽相同。本节主要围绕ATN引起的肾衰竭,而且主要针对其少尿型的发病机制进行论述。

(一)肾血管及血流动力学的改变

临床和动物实验研究表明,在急性肾衰竭的初期,有肾血流量减少和肾内血液分布异常,表现为肾皮质外层血流严重缺乏及肾髓质淤血,而且肾缺血的程度与形态学损害及功能障碍之间存在着平行关系,因此现在多数学者肯定肾缺血是急性肾衰竭初期的主要发病机制。

1.肾灌注压降低

当动脉血压波动在$10.7\sim21.3$ kPa($80\sim160$ mmHg)范围内时,通过肾脏的自身调节,肾血流量和肾小球滤过率可维持相对恒定。但当全身血压低于10.7 kPa(80 mmHg)时,肾脏血液灌流量即明显减少,并有肾小动脉的收缩,因而可使肾小球滤过率降低。

2.肾血管收缩

肾皮质血管收缩的机制主要与以下因素有关。

(1)交感-肾上腺髓质系统兴奋:在ATN时,因有效循环血量减少或毒物的作用,致使交感-肾上腺髓质系统兴奋,血中儿茶酚胺水平升高,通过刺激α受体使肾血管收缩,肾血流量减少,肾小球滤过率降低。皮质肾单位分布在肾皮质外

1/3,其入球小动脉对儿茶酚胺敏感,因而皮质呈缺血改变。动物实验证明:在肾动脉灌注肾上腺素后再作肾动脉造影,肾皮质血管不显影,而髓质血管显影正常。这与急性肾衰竭患者少尿期肾动脉造影相似。

(2)肾素-血管紧张素系统(renin-angiotenin system,RAS)激活:有效循环血量减少使肾血管灌注压降低,以及交感神经兴奋,均可刺激入球小动脉球旁细胞分泌肾素。此外,在肾缺血和肾中毒时,因近曲小管和髓襻升支粗段受损,对Na^+和Cl^-重吸收减少,到达远曲小管致密斑处的 NaCl 增多,可通过管-球反馈作用刺激肾素分泌。肾素产生增多,促使肾内血管紧张素Ⅱ(angiotensin,AngⅡ)生成增加,引起入球小动脉及出球小动脉收缩。因肾皮质中的肾素含量丰富,故 RAS 系统激活,致使肾皮质缺血更甚。一般认为,该系统激活既是引起也是维持肾血管收缩的因素。

管-球反馈作用:管-球反馈调节是肾单位的自身调节活动之一,即当肾小管液中的溶质浓度改变时,其信号通过致密斑和肾小球旁器感受、放大和传递,从而改变肾小球的灌流和肾小球滤过率,达到新的球-管平衡。肾缺血或肾毒物对肾小管各段损伤的程度不同,近曲小管和髓襻容易受到损害,因而对Na^+和Cl^-的重吸收减少,使远曲小管内液中的 NaCl 浓度升高,刺激远曲小管起始部的致密斑,从而引起肾小球旁器分泌肾素,促进 AngⅡ生成并收缩入球小动脉及出球小动脉,使肾小球滤过率降低。然而,AngⅡ可能并不是介导管-球反馈调节以及持续降低肾小球滤过率的唯一机制。有学者提出,腺苷也可能作为管-球反馈作用的介导因子,腺苷作用于A_1受体使入球小动脉收缩,而作用于A_2受体则扩张出球小动脉,该发现促使人们研究其在 ATN 发病中的作用。肾小管细胞受损时,释放大量的腺苷,从而收缩入球小动脉和扩张出球小动脉,因此明显降低肾小球滤过率。腺苷还可刺激肾小球旁器的肾素促进 AngⅡ的产生,加重入球小动脉收缩,但其收缩出球小动脉的效应可因腺苷通过A_2受体介导的作用被拮抗,因此加重了肾小球滤过率下降。这种腺苷的产生直至肾小管上皮细胞功能和结构完整性恢复后方可恢复正常,因而可持续降低。

(3)前列腺素(PG)产生减少:肾是产生 PG 的主要器官,肾内产生的PGE_2和PGI_2具有抑制血管平滑肌收缩,扩张血管的作用。许多实验证明 PG 与急性肾衰竭有密切关系。如庆大霉素引起的肾中毒,在肾小球滤过率下降前,PGE_2减少。使用 PG 合成抑制剂(如吲哚美辛),可引起血管收缩,加重甘油所致的急性肾衰竭。

(4)内皮细胞源性收缩及舒张因子的作用:多年来不少学者强调血管内皮源

性收缩因子(如内皮素,endothelin,ET)病理性分泌增多以及血管内皮源性舒张因子(如一氧化氮,NO)释放障碍对 ATN 血流动力学改变起重要作用。在 ATN时,血浆内皮素水平的增高程度与血浆肌酐上升水平相一致。在缺血缺氧情况下,肾细胞膜上的内皮素受体结合 ET 的能力亦明显增强。ET 不仅能直接引起肾血管收缩,而且具有间接的缩血管效应:①通过系膜细胞收缩,使 K_f 下降,肾小球滤过率减少。②通过受体介导的细胞内磷酸肌醇途径,促使肌浆网中 Ca^{2+}释放,激活花生四烯酸代谢途径。③促进肾素分泌,诱发儿茶酚胺分泌增多。正常血管内皮尚能释放舒张因子(如 NO),协同调节血流量以维持血液循环,对肾脏则有增加血流量、降低入球与出球小动脉阻力的作用。ATN 早期血管内皮舒张因子 NO 的释放即有障碍,缺血-再灌注后氧自由基增多亦影响舒张因子的释放。在肾缺血所致急性肾衰竭大鼠模型中,分别给予 NO 合酶抑制剂,非选择性ET 受体拮抗剂和血管紧张素受体阻断剂,可观察到阻断 NO 生成对肾脏的损害作用远超过后两者,推测在此情况下 NO 对肾血流动力学改变的影响可能较为突出。目前认为内皮细胞收缩与舒张因子调节失衡可能对某些类型 ATN 的发生和发展起重要作用。

3. 肾毛细血管内皮细胞肿胀

肾缺血、缺氧及肾中毒时,肾脏细胞代谢受影响,使 ATP 生成不足,Na^+-K^+-ATP 酶活性减弱,细胞内钠、水潴留,细胞发生水肿。随着细胞水肿的发生,细胞膜通透性改变,大量的 Ca^{2+} 涌入细胞内,形成细胞内 Ca^{2+} 超载。同时,Ca^{2+}-ATP 酶活性减弱也使肌浆网摄取 Ca^{2+} 受限以及细胞内钙泵出减少,引起细胞质内游离钙增加。细胞内游离钙增加又可妨碍线粒体的氧化磷酸化功能,使 ATP 生成更加减少,从而形成恶性循环。此外,由于缺氧时大量增加的ADP 可由线粒体进入胞质并直接抑制 Na^+-K^+-ATP 酶的活性,而且肾毒物(如氨基苷类抗生素)也可直接使 Na^+-K^+-ATP 酶活性减弱,这更加重了细胞内Na^+、水潴留及细胞水肿,妨碍细胞的代谢与功能。当肾细胞水肿,特别是肾毛细血管内皮细胞肿胀,可使血管管腔变窄,血流阻力增加,肾血流量减少。

4. 肾血管内凝血

急性肾衰竭患者血液黏度升高,血和尿中纤维蛋白降解产物增多,部分患者的肾小球毛细血管内有纤维蛋白和血小板沉积。应用抗凝剂(肝素)对某些急性肾衰竭患者有一定疗效。这些,都提示肾内 DIC 可能在急性肾衰竭的发病机制中起一定作用。

(二)肾小管损伤

1.肾小管细胞损伤的特征

肾小管细胞损伤主要包括坏死性损伤和凋亡性损伤。

(1)坏死性损伤:主要有两种形式,分别为肾小管破裂性损伤和肾毒性损伤。肾小管破裂性损伤表现为肾小管上皮细胞坏死,脱落,基底膜也被破坏,可见于肾中毒和肾持续缺血。肾毒性损伤则主要损伤近球小管,可累及所有肾单位,肾小管上皮细胞呈大片状坏死,但基底膜完整,主要见于肾中毒。然而,有研究报道并非所有的肾持续缺血和肾中毒引起的急性肾衰竭患者都出现这样典型的病理改变,有些没有肾小管上皮细胞坏死。电镜观察显示,肾小球系膜细胞及内皮细胞等在急性肾衰竭时也可出现明显病变。近来的研究证明,除了极少数 ATN 患者(如大剂量氯化汞中毒和严重的持续肾缺血)有广泛的肾小管细胞坏死外,大多数患者以及实验模型均不出现明显的肾小管细胞坏死。即便肾小管发生病理形态改变也十分轻微,如近球小管细胞刷状缘脱落和细胞膜膜蛋白方向性改变等。过去常见的典型病理改变可能与当时尸检材料处理有关。因此,肾缺血和肾中毒对肾小管上皮细胞的损伤更常表现为细胞功能紊乱而不是坏死。如果细胞坏死或出现形态结构病理改变,表明损伤的程度十分严重。

(2)凋亡性损伤:在肾缺血和肾中毒中,细胞凋亡明显增加,而且常发生在远端肾小管。其病理特征表现为微绒毛的消失,细胞核染色质固缩,胞质浓缩,核断裂,出现凋亡小体。在急性缺血性急性肾衰竭模型,细胞内 DNA 断裂及凋亡小体在再灌流 12 小时即可检出。再灌流 24 小时后,肾小管上皮可出现大量的凋亡小体。

无论是功能紊乱还是结构破坏,肾小管细胞损伤并不均一,有些细胞受损较轻,有些则较重甚至坏死,而另一些则可正常。这种功能或形态结构损伤的异质性或多样性对受损肾小管功能的可复性有重要影响。因为非致死性受损的细胞功能与结构恢复和正常细胞的分化、发育与增生可修复坏死脱落的上皮,从而使肾小管作为器官功能单位的完整性得以恢复。肾小管上皮细胞损伤的程度,尤其是损伤的不均一性不仅受致病因素作用时间与强度的影响,也受多种肾内因素影响,这些因素包括肾脏的氧供应特点,肾小管各段的功能分布特点以及内源性调节因子等(如腺苷、NO 等)。

此外,在肾缺血时,肾小管对肾毒物的敏感性增加;反之,肾毒物也可加重肾缺血损伤,其机制可能包括:①毒物直接引起肾血流动力学变化,导致缺氧性损伤。②毒物引起的膜损伤和线粒体内氧化磷酸化脱耦联,可加重缺氧性细胞损伤。

2.肾小管细胞损伤的发生机制

(1)ATP合成减少和离子泵失灵:缺血时氧和代谢底物不足,缺血和中毒可致线粒体功能障碍,两者均可引起ATP合成减少,生物膜(细胞膜、线粒体膜和肌浆网膜)的离子泵(Na^+-K^+-ATP酶,Ca^{2+}-Mg^{2+}-ATP酶)失灵,并造成细胞膜通透性增加。上述这些因素可导致细胞内水和钠潴留、细胞肿胀和细胞内钙超载,使细胞结构及功能严重障碍。

在放射造影剂和肾脏移植诱导的急性肾衰竭,钙超载是致死性细胞损伤的重要原因。急性肾衰竭时细胞内Ca^{2+}调节自稳机制出现紊乱,细胞膜Ca^{2+}屏障作用受损引起胞内Ca^{2+}增加。在肾缺血-再灌注模型中,肾血管平滑肌细胞、肾小球系膜细胞及肾小管细胞内Ca^{2+}浓度都明显升高,使用Ca^{2+}通道阻滞剂能减轻肾功能障碍。此外,有文献报道,缺血缺氧导致的细胞内Ca^{2+}的增加,可激活Ca^{2+}依赖性核酸限制性内切酶,将核DNA裂解成$180\sim200$ bp的片段,造成细胞凋亡。

(2)自由基增多:肾缺血-再灌注时自由基产生增多和清除减少;有些肾毒物,如氯化汞、丁烯二酸等,也可以促进自由基产生。这些改变导致机体氧化-抗氧化失调,自由基在组织和细胞内明显增多,引起细胞膜性结构、蛋白质和细胞内其他成分广泛的脂质过氧化损伤,导致肾脏各种细胞成分受损。

(3)还原型谷胱甘肽减少:还原型谷胱甘肽(reduced glutathione,GSH)具有重要的生理功能:①作为谷胱甘肽过氧化物酶的底物,通过提供还原当量,可将H_2O_2还原成水而清除自由基。②通过与膜蛋白反应维持膜蛋白中巯基与二硫化物的正常比例,确保细胞膜功能(如离子转运)和线粒体功能的发挥。③作为细胞保护剂,可防止磷脂酶激活。肾缺血和肾中毒时,肾组织GSH显著减少,使细胞抗氧化能力减弱,磷脂酶可被激活,从而破坏细胞的膜性结构乃至细胞溶解。

(4)磷脂酶活性增高:当细胞内Ca^{2+}增加和GSH减少时,磷脂酶A_2活性增高,分解膜磷脂,使细胞骨架结构解体,释放大量脂肪酸,其中花生四烯酸在脂加氧酶和环加氧酶作用下生成的PG、白三烯(leukotriene,LT)等,可影响血管张力、血小板聚集及肾小管上皮细胞的功能。

(5)细胞骨架结构改变:细胞骨架在维持细胞的正常形态结构、功能和信息转导中发挥重要作用。肾缺血和肾中毒时,由于ATP产生减少,细胞骨架可发生明显改变,如调控微绒毛重吸收面积的肌动蛋白(actin)脱耦联,肌丝网与膜的连接破坏,锚蛋白和血影蛋白的相互作用发生改变,这些将导致细胞主体结构及膜极性发生异常,细胞膜面积减少和肾小管上皮连续性破坏。

(6)细胞凋亡的激活:急性肾衰竭时肾小管细胞凋亡明显增加。细胞凋亡是细胞的程序性死亡过程,受多种基因和蛋白的调控。调节细胞凋亡的因素主要包括各种死亡受体如 Fas 和肿瘤坏死因子(tumor necrosis factor,TNF)-α 激活的信号通路,以及线粒体依赖性胱冬裂酶(caspase)机制。近年来,Bcl-2 基因家族、PI₃K/AKT 等多种因子的调控作用引起了学者的关注。Bcl-2 具有抗细胞凋亡的作用。PI₃K 可激活 AKT,后者通过促使 Bcl-2 发生磷酸化、激活 forkhead 蛋白和其他因素而促发其抗细胞凋亡作用。胱冬裂酶-3 则可水解 Bcl-2蛋白,促发凋亡。此外,还有许多基因参与缺血-再灌注损伤时细胞凋亡的调节,如 mCd59a 基因的缺失可引起缺血-再灌注时更为严重的细胞凋亡、坏死和浸润。

(7)炎性反应与白细胞浸润:近年来,在急性肾衰竭研究领域炎性反应在细胞损伤中的作用引起相当的重视。尤其在肾缺血-再灌注损伤过程中,肾小管上皮细胞和肾实质细胞所产生的 TNF、白细胞介素-1(interleukin-1,IL-1)、IL-6、IL-18 等炎性因子和活性氧可以使一些黏附分子如细胞黏附分子-1(intercellular adhesion molecule-1,ICAM-1)、血管黏附分子-1(vascular cell adhesion molecule-1,VCAM-1)以及 P-选择素等的表达增强,从而介导白细胞与内皮细胞的黏附作用。此外,尚可产生趋化因子,并激活补体。在细胞因子、趋化因子和黏附分子的共同作用下,中性粒细胞被激活,并向损伤部位聚集而产生炎性反应。中性粒细胞活化聚集后进一步产生的细胞因子和活性氧则加重细胞损伤。

3.肾小管损伤造成肾小球滤过率持续降低和少尿的机制

(1)肾小管阻塞:ATN 的病理组织切片检查发现,肾小管管腔中被管型和坏死脱落的上皮细胞碎片阻塞,近端小管扩张。在急性肾衰竭动物模型中发现,微穿刺测定的近曲小管内压力比正常升高 3 倍左右,由于管内压升高,从而使肾小球有效滤过压降低而发生少尿。血管内急性溶血、挤压综合征等所引起的 ATN,分别为血红蛋白和肌红蛋白管型阻塞。其他如磺胺结晶、尿酸盐结晶等均可阻塞肾小管。目前一般认为,肾小管阻塞可能在某些急性肾衰竭持续少尿中是导致肾小球滤过率降低的重要因素。

(2)原尿返漏:许多临床和实验研究表明,在缺血和中毒所致的急性肾衰竭中可发现肾小管上皮细胞广泛坏死,甚至基底膜断裂,原尿经受损的部位进入间质,并向管周血管系统返漏入血。未进入血管的液体使间质水肿,间质压升高,从而压迫肾小管和管周毛细血管。这不仅加重肾小管阻塞和进一步降低肾小球滤过率,而且还使肾血流进一步减少,并加重肾损害,形成恶性循环。在人类严重的急性肾衰竭中,有20%~50%存在肾小管原尿返漏;但在轻度急性肾衰竭中,也可无此返漏现象。因此,一般认为在某些急性肾衰竭中,原尿返漏对持续少尿的发生机制有较大的意义。

(三)肾小球超滤系数降低

肾缺血和肾中毒时 K_f 明显降低,也是肾小球滤过率降低的机制之一。肾缺血或肾中毒促进许多内源性及外源性的活性因子释放,如血管紧张素 Ⅱ 和其他缩血管物质,可使肾小球系膜细胞收缩,从而导致肾小球血管阻力增加以及肾小球滤过面积减小,引起 K_f 降低;用微穿刺法证明,庆大霉素等氨基糖苷类抗生素所致的急性肾衰竭,超滤系数下降 50%;硝酸铀等毒物也可直接促使肾小球系膜细胞收缩,导致 K_f 降低;严重的肾缺血或缺血-再灌注损伤,也可造成肾小球滤过膜结构破坏,K_f 减低。

总之,肾缺血和肾中毒等因素导致的肾血管及血流动力学改变、肾小管损伤和肾小球超滤系数降低,是 ATN 引起的少尿型急性肾衰竭的主要发病机制(图 7-1)。

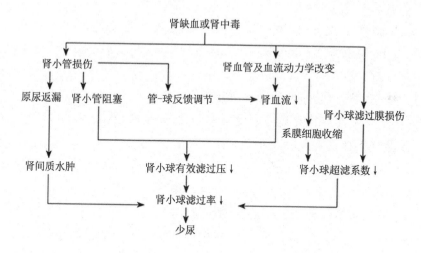

图 7-1　ATN 引起的少尿型急性肾衰竭的主要发病机制

四、急性肾衰竭的发病过程及功能代谢变化

(一)少尿型和非少尿型急性肾衰竭的发病过程不同

1.少尿型急性肾衰竭的发病过程

少尿型急性肾衰竭的发病过程包括少尿期、多尿期和恢复期 3 个阶段。

(1)少尿期:在缺血、创伤、毒物等损害因素侵袭后1～2天出现少尿。此期一般持续1～2周。持续时间越短,预后越好。少尿期超过1个月,常表示肾脏损害严重,肾功能较难恢复。

(2)多尿期:当尿量增加到每天>400 mL时标志着患者已进入多尿期,说明病情趋向好转,尿量逐日增加,经5～7天达到多尿高峰,每天尿量可达2 000 mL或更多。按一般规律,少尿期体内蓄积水分和尿素氮越多,多尿期尿量也越多。多尿期平均持续约1个月。

多尿期产生多尿的机制有:①肾血流量和肾小球滤过功能逐渐恢复,而损伤的肾小管上皮细胞虽已开始再生修复,但其浓缩功能仍然低下,故发生多尿。②原潴留在血中的尿素等物质从肾小球大量滤出,从而引起渗透性利尿。③肾小管阻塞被解除,肾间质水肿消退。

(3)恢复期:多尿期过后,肾功能已显著改善,尿量逐渐恢复正常,血尿素氮和血肌酐基本恢复到正常水平。肾功能恢复正常约需3个月至1年的时间。一般来说,少尿期越长,肾功能恢复需要的时间也越长。此期经严格检查仍有一部分患者遗留不同程度的肾功能损害。

2.非少尿型急性肾衰竭

非少尿型急性肾衰竭,系指患者在进行性氮质血症期内每天尿量持续在400 mL以上,甚至可为1 000～2 000 mL。近年来,非少尿型急性肾衰竭有增多趋势,其原因在于。

(1)血、尿生化参数异常的检出率提高。

(2)药物中毒性急性肾衰竭的发病率升高,如氨基糖苷类抗生素肾中毒常引起非少尿型急性肾衰竭。

(3)大剂量强效利尿药及肾血管扩张剂的预防性使用,使此类患者尿量不减。

(4)危重患者的有效抢救与适当的支持疗法。

(5)与过去的诊断标准不同,过去常把内环境严重紊乱并需透析治疗作为诊断标准,目前采用血肌酐进行性增高来判断急性肾衰竭。由于上述综合因素使非少尿型急性肾衰竭的发病率或检出率明显增加。

(二)急性肾衰竭的功能代谢变化

1.少尿型急性肾衰竭的功能代谢变化

少尿期:此期是急性肾衰竭病情最危重的时期,不仅尿量显著减少,而且还伴有严重的内环境紊乱,常有以下主要的功能代谢变化。

(1)尿的变化如下。①尿量锐减:发病后尿量迅速减少而出现少尿或无尿。少尿的发生,是由于肾血流减少、肾小管损害及超滤系数降低等因素综合作用所致(参阅前文的急性肾衰竭发病机制部分)。②尿成分改变:尿比重低(<1.015,常固定于1.010~1.012),尿渗透压<350 mmol/L,尿钠含量>40 mmol/L(正常<20 mmol/L),尿肌酐/血肌酐比值降低,尿钠排泄分数升高。这些变化均与肾小管损害有关。另外,尿常规检查可发现明显异常改变。因此,功能性急性肾衰竭和由ATN引起的肾性急性肾衰竭虽然都有少尿,但尿液成分有本质上的差异,这是临床鉴别诊断的重要依据(表7-3)。尿钠排泄分数公式:

$$尿钠排泄分数 = \frac{尿钠/血钠}{尿肌酐/血肌酐} \times 100$$

表7-3 两种急性肾衰竭的主要区别

尿指标	肾前性肾衰竭	ATN少尿期
标比重	>1.020	<1.015
尿渗透压(mmol/L)	>500	<350
尿钠(mmol/L)	<20	>40
尿肌酐/血肌酐	>40	<20
尿钠排泄分数	<1	>2
尿常规	正常	坏死脱落的上皮细胞、红细胞和白细胞、各种管型、尿蛋白
甘露醇实验	尿量增多	尿量不增

注:尿钠排泄分数(FENa)。

(2)水中毒:由于尿量减少,体内分解代谢加强以致内生水增多以及因治疗不当输入葡萄糖溶液过多等原因,可发生体内水潴留并从而引起稀释性低钠血症。除可发生全身软组织水肿以外,水分还可向细胞内转移而引起细胞内水肿。严重时可发生脑水肿、肺水肿和心力衰竭,为急性肾衰竭的常见死因之一。因此对急性肾衰竭患者,应严密观察和记录出入水量,严格控制补液速度和补液量。

(3)电解质改变如下。①高钾血症:这是急性肾衰竭最危险的并发症,常为少尿期致死的原因。患者即使不从体外摄入钾亦常出现高钾血症。高钾血症的主要原因有:尿量减少和肾小管损害使钾随尿排出减少;组织破坏,释放大量钾至细胞外液;酸中毒时,H^+从细胞外液进入细胞,而K^+则从细胞内溢出至细胞外液。如果再加上摄入含钾量高的饮食、或服用含钾或保钾药物、输入库存血液,则更会迅速发生高钾血症。高钾血症可引起心脏传导阻滞和心律失常,严重时可导致心室纤维颤动或心脏停搏。②高镁血症:高镁血症的原因与高钾血症的原因相似,主要也是因为镁随尿排出减少以及组织破坏时细胞内镁释出至细胞外液中。高镁血症可抑制心血管和神经系统的功能。ATN时的某些中枢神经系统的症状可能与高镁血症有关。③高磷血症和低钙血症:由于肾排磷功能受损,常有高磷血症,尤其是广泛组织创伤、横纹肌溶解等高分解代谢患者,血磷可为 $1.9\sim2.6$ mmol/L($6\sim8$ mg/dL)。由于高磷血症,肾生成1,25-$(OH)_2D_3$及骨骼对甲状旁腺激素的钙动员作用减弱,因而,低钙血症也较常见。但因同时有酸中毒存在,血中游离 Ca^{2+} 常不降低,故临床上很少出现低钙症状。若在纠正酸中毒之前不补充钙,则在纠正之后可发生低钙性手足搐搦。④代谢性酸中毒:因肾脏排酸保碱功能障碍,肾小球滤过率降低以及体内分解代谢加强,使酸性代谢产物(硫酸、磷酸和氧化不全的有机酸)在体内蓄积,引起代谢性酸中毒。酸中毒可抑制心血管系统和中枢神经系统的功能,促进高钾血症的发生,使病情更为严重。⑤氮质血症:血中尿素、肌酐、尿酸、肌酸等非蛋白含氮物质的含量显著增高,称为氮质血症。其发生机制主要是由于肾脏不能充分排出体内蛋白质代谢产物。感染、中毒、组织破坏还会迅速增加血尿素氮和肌酐水平,每天尿素氮可升高达 $3.6\sim10.7$ mmol/L($10\sim30$ mg/dL),肌酐可增加 $88.4\sim176.8$ μmol/L($1\sim2$ mg/dL),严重时可以发生尿毒症。有学者认为,与日俱增的进行性血尿素氮和血肌酐升高,是诊断急性肾衰竭的可靠依据。

多尿期:在多尿期早期,因肾小管功能未恢复,肾小球滤过率仍然低于正常,因而氮质血症、高钾血症和代谢性酸中毒等还不能立即得到改善。至多尿期后期,这些变化才能逐渐恢复正常,但可因多尿而引起脱水、低钾血症、低钠血症,故应注意补充水和电解质。

恢复期:1年后约2/3患者的肾小球滤过率较正常低 $20\%\sim40\%$,肾小管浓缩功能及酸化功能也低于正常。影响肾功能恢复的因素主要与引起急性肾衰竭的病因或原发病的病种和严重程度、患者的年龄、并发症以及治疗措施等有关。

2.非少尿型急性肾衰竭的功能代谢变化

非少尿型急性肾衰竭时,肾小球滤过率下降程度比肾小管损伤相对较轻,肾小管部分功能还存在,但尿浓缩功能障碍,所以尿量较多,尿钠含量较低,尿比重也较低。尿沉渣检查细胞和管形较少。然而,非少尿型急性肾小管坏死患者肾小球滤过率的减少,已足以引起氮质血症,但因尿量不少,故高钾血症较为少见。其临床症状也较轻。病程相对较短。发病初期尿量不减少,也无明显的多尿期;恢复期从血尿素氮和肌酐降低时开始。其病程长短也与病因、患者年龄及治疗措施等密切相关。一般肾功能完全恢复也需数月。

少尿型与非少尿型急性肾衰竭可以相互转化,少尿型经利尿或脱水治疗有可能转化为非少尿型;而非少尿型如果忽视而漏诊或治疗不当,可转变为少尿型,表示预后不良。

五、急性肾衰竭的防治原则

急性肾衰竭的预防与治疗可分为3个环节:急性肾衰竭的一级预防,即在急性肾衰竭的高危人群中采取预防措施;出现急性肾衰竭后的早期发现及支持治疗;急性肾衰竭的病因治疗。

(一)积极治疗原发病或控制致病因素

首先是尽可能明确引起急性肾衰竭的病因,采取措施消除病因。如解除尿路阻塞,解除肾血管的阻塞,尽快清除肾的毒物,纠正血容量不足,抗休克等;合理用药,避免使用对肾脏有损害作用的药物。

(二)纠正内环境紊乱

急性肾小管坏死虽然病情严重,但病变多为可逆,故应积极抢救。

1.水和电解质紊乱

在少尿期应严格控制体液输入量,以防水中毒发生。多尿期注意补充水和钠、钾等电解质,防止脱水、低钠和低钾血症。

2.处理高钾血症

限制含钾丰富的食物及药物;给予钾离子拮抗剂;注射高渗葡萄糖和胰岛素,促进K^+自细胞外进入细胞内;采用透析治疗。

3.控制氮质血症

可采用滴注葡萄糖以减轻体内蛋白质的分解代谢;静脉内缓慢滴注必需氨基酸,以促进蛋白质合成,降低尿素氮产生的速度,并加快肾小管上皮细胞的再生;以透析疗法排除非蛋白氮物质。

4.透析治疗

透析疗法包括血液透析和腹膜透析两种。

(1)血液透析疗法(人工肾):血液透析疗法(是根据膜平衡原理,将尿毒症患者血液与含一定化学成分的透析液同时引入透析器内,在透析膜两侧流过,两侧可透过半透膜的分子便作跨膜移动,达到动态平衡。从而使尿毒症患者体内蓄积的毒素得到清除;而人体所需的某些物质也可从透析液得到补充。

(2)腹膜透析:腹膜透析其基本原理与血液透析法相同,但所利用的半透膜就是腹膜,而非人工透析膜。将透析液注入腹膜腔内,并定时更新透析液,便可

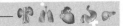

达到透析的目的。

(三)抗感染和营养支持

1.抗感染治疗

感染是急性肾衰竭常见的原因之一,急性肾衰竭又极易合并感染,因而抗感染治疗极为重要。在应用抗生素时应避免肾毒性。

2.饮食与营养

补充营养可维持机体的营养供应和正常代谢,有助于损伤细胞的修复和再生,提高存活率。对于高分解代谢、营养不良和接受透析的患者要特别注意蛋白质摄入量。不能口服的则需要全静脉营养支持。

第三节　慢性肾衰竭

一、概述

美国肾脏病基金会和肾脏病患者预后及生存质量将慢性肾脏病定义为肾脏损害和/或肾小球滤过率下降<60 mL/(min·1.73 m²),持续 3 个月以上。据此,2001 年 K-DOQI 按照肾小球滤过率水平将慢性肾脏病分为 5 期(表 7-4),代替了慢性肾衰竭(chronic renal failure,CRF)传统的 4 期临床分期。新的慢性肾脏病分期将慢性肾脏病易患因素、启动因素、进展和并发症的因素、是否接受替代治疗等纳入分期以便早期干预,延缓慢性肾衰竭的发展,减少并发症。

表 7-4　慢性肾脏病的分期

分期	描述	肾小球滤过率 [mL/(min·1.73 m²)]	相关术语
1	肾损伤,肾小球滤过率正常或↑	≥90	清蛋白尿、蛋白尿、镜下血尿
2	肾损伤,肾小球滤过率轻度↓	60～89	清蛋白尿、蛋白尿、镜下血尿
3	肾小球滤过率中度↓	30～59	慢性肾衰竭、早期肾功能不全
4	肾小球滤过率重度↓	15～29	慢性肾衰竭、晚期肾功能不全
5	肾衰竭	<15	肾衰竭、尿毒症

慢性肾衰竭常常是肾脏以及肾脏相关疾病的最终归宿,是指各种病因作用于肾脏,使肾单位慢性进行性、不可逆性破坏,导致肾功能渐进性不可

逆性减退,直至功能丧失所导致的以内环境紊乱和内分泌失调为特征的临床综合征。从原发病到肾衰竭,短则数月,长则数年。若不及时治疗,肾小球滤过率降至 $15 \, mL/(min \cdot 1.73 \, m^2)$,肾小球硬化,肾间质纤维化,并出现尿毒症症状和体征,需要进行透析或肾移植治疗,进展为终末期肾脏病(end stage renal disease,ESRD)。

二、慢性肾衰竭的病因和发病机制

(一)慢性肾衰竭的病因

慢性肾衰竭是多种肾脏疾病晚期的最终结局。凡是能引起肾单位慢性进行性破坏的疾病均能引起慢性肾衰竭,包括原发性肾脏病和继发性肾脏病。引起慢性肾衰竭的原发性肾脏疾病包括原发性肾小球肾炎、继发性肾小球肾炎、慢性间质性肾炎等。继发于全身性疾病的肾损害如糖尿病肾病、高血压性肾损害、高血脂、肥胖相关性肾损害等。慢性肾衰竭的病因因国家、地区、民族有所不同。在我国原发性肾小球疾病是导致终末期肾病的第一位原因,而经济发达国家慢性肾脏病的重要构成是糖尿病肾病、高血压性及高血脂、肥胖相关肾损害。

(二)慢性肾衰竭的主要发病机制

当功能性肾单位数量减少后,残存的肾单位形态和功能上会出现代偿性变化。代偿早期可以弥补肾单位减少带来的肾功能减退,以维持肾功能在正常范围。如持续代偿、代偿过度则残存肾单位可进一步损毁,肾功能进行性减退。如果肾小球滤过率将至正常的 25%,即使解除原发病的始动因素,也不可避免地走向 ESRD。

人们对慢性肾脏病进展、慢性肾衰竭的发病机制,先后提出了各种各样的假说"尿毒症毒素学说""完整肾单位学说""矫枉失衡学说""肾小球高滤过学说""脂质代谢紊乱学说""肾小管高代谢学说"等,但没有一种学说能完整地解释其全部的发病过程。近年来,随着分子生物学的飞速发展及其在肾脏病领域的应用,加深了人们对慢性肾衰竭发生机制的认识,已有的学说不能得到补充和纠正,新的学说不断涌现,特别是逐渐认识了各种生长因子和血管活性物质在慢性肾衰竭进展中的作用,又有学者提出了"尿蛋白学说""慢性酸中毒学说"等。有些假说是针对肾小球病变,有些则重点解释肾小管间质纤维化的机制。实际上,ESRD 病理改变呈现肾小球硬化和肾间质纤维化的特征。生理情况下,肾小球与肾功能存在精确的"球-管反馈",以维持正常的肾功能和内环境的稳定。病理条件下,两者则互为因果、相互影响。若以肾小球病变为主,硬化的肾小球周围将存在肾小管萎缩和间质纤维化；以肾小管病变为主时，在萎缩的肾小管及纤维化的肾间质病变区的中央往往存在硬化的肾小球。介导肾小球硬化与肾小管间质纤维化的机制有所差异，却相互重叠，不能截然分开。下面简要介绍几个关于慢性肾衰竭的发病机制假说。

1.健存肾单位学说

20世纪60年代初 Bricker 提出健存肾单位假说，认为各种损害肾脏的因素持续不断地作用于肾脏，造成病变严重部分的肾单位功能丧失，而另一部分损伤较轻或未受损伤的"残存"或"健存"肾单位则仍可保持功能。其中某些受损肾单位的肾小球与肾小管功能成比例地降低，但两个或两个以上受损肾单位功能之和，仍可相当于一个完整的肾单位。"健存"肾单位通过加倍工作代偿以适应机体的需要，维持体液和内环境稳定，因而出现代偿性肥大和滤过功能增强。实验研究表明，病侧肾小球滤过率降至35%，健侧肾小球滤过率则增加11%，故肾小球滤过率降低至50%时，血尿素氮和血肌酐仍可保持在正常水平。随着疾病的进展，健存的肾单位日益减少，即使加倍工作也无法代偿时，临床上即出现肾功能不全的症状。因此，健存肾单位的多少，是决定慢性肾衰竭发展的重要因素。

2.肾小球高滤过学说

20世纪80年代初，Brenner 等对大鼠作5/6肾切除，微穿刺研究证实残余肾的单个肾单位肾小球滤过率（single nephron GFR，SNGFR）增高（高滤过）、血浆流量增高（高灌注）和毛细血管跨膜压增高（高压力）即著名的"三高学说"或"肾小球高滤过学说"。当处于高压力、高灌注、高滤过的血流动力学状态下，肾小球可显著扩展，进而牵拉系膜细胞。应用体外培养的系膜细胞观察到，周期性机械性牵拉系膜细胞，系膜细胞增加细胞外基质的合成聚集，再加以高血流动力学引起肾小球细胞形态和功能的异常，又会使肾小球进行性损伤，最终发展为不可逆的病理改变即肾小球硬化。另外，肾小球上皮细胞是一种高度分化的终末细胞，出生后在生理情况下它不再增殖。当肾小球处于高血流动力学状况下，可发生局部毛细血管襻的扩张，以及至整个肾小球的扩张和肥大。但肾小球上皮细胞不能增殖，与肾小球容积增加和毛细血管扩张很不适应，上皮细胞足突拉长、变薄和融合，甚至与肾小球基底膜分离，形成局部裸露的肾小球基底膜，裸露的肾小球基底膜处毛细血管跨膜压骤增，大大增加了大分子物质的滤过，引起大量蛋白尿。严重的上皮细胞损伤，肾小球基底膜裸露及毛细血管扩张，可引起肾小球毛细血管襻塌陷，最后导致局灶、节段性肾小球硬化发生。肾小球纤维化和硬化将进一步破坏健存肾单位，从而促进肾衰竭。肾小球过度滤过是慢性肾衰竭发展至尿毒症的重要原因之一。

3.矫枉失衡学说

20世纪70年代Bricker等提出矫枉失衡学说使健存肾单位学说得到补充。该学说认为,某些引起毒性作用的体液因子,其浓度增高并非都是肾清除减少所致,而是肾小球滤过率降低时机体的一种代偿过程,或称"矫枉"过程。而在矫枉过程中出现了新的失衡,使机体进一步受损。

慢性肾衰竭时,甲状旁腺激素水平升高是说明矫枉失衡学说的一个例子。当肾小球滤过率下降时,尿磷排泄减少,出现血磷增高和血钙下降。后者使甲状旁腺激素分泌增加促进尿磷排泄,从而纠正高磷血症。当肾小球滤过率进一步下降时,再次出现高磷血症,机体仍进一步增加甲状旁腺激素的分泌,如此循环,使血浆甲状旁腺激素水平不断增高,最终发生继发性甲状旁腺功能亢进,使肾小管间质钙、磷沉积增多和进行性损害,从而引起肾单位的进行性破坏。这种持续性的体液因子异常除影响肾小管功能外,也可造成机体其他系统功能失调。例如,甲状旁腺激素增高使溶骨活动增强引起肾性骨营养不良,以及软组织坏死、皮肤瘙痒与神经传导障碍等发生。因此,这种矫枉失衡使肾单位破坏进一步加剧,加重内环境紊乱,甚至引起多器官功能失调,加重慢性肾衰竭发展。

4.肾小管高代谢学说

近年来,肾小管间质病变引起的进行性肾损害引起了人们的广泛重视。研究认为,在慢性肾衰竭进展过程中,肾小管并不是处于被动的代偿适应或单纯受损状态,而是直接参与肾功能持续减低的发展过程。其中,肾小管高代谢已为动物实验所证实,当大鼠切除5/6肾后,其残余肾单位氧耗量相当于正常大鼠的3倍。其机制可能是多方面的,如可能与残余肾单位生长因子增加、溶质滤过负荷增加、脂质过氧化作用增强、多种酶活性增加、Na^+-H^+反向转运亢进和细胞内Na^+流量增多有关。肾小管的高代谢可引起剩余肾单位内氧自由基生成增多,自由基清除剂(如谷胱甘肽)生成减少,进一步引起脂质过氧化作用增强,进而导致细胞和组织的损伤,使肾单位进一步丧失。

此外,间质淋巴-单核细胞的浸润并释放某些细胞因子和生长因子,亦可导致小管-间质损伤,并刺激间质成纤维细胞,加快间质纤维化的过程。

5.蛋白尿学说

现已公认,决定肾脏病预后的主要因素是肾小管-间质性损害而非肾小球病变,除了上面提到肾小管高代谢学说可引起肾小管-间质损害以外,近年来,尿蛋白在肾小管-间质损害中的作用逐渐引起人们的重视,临床和实验研究均证实尿

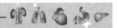

蛋白作为一个独立的因素直接同肾功能损害程度正相关,有学者称之为"蛋白尿学说"。蛋白尿特别是大量蛋白尿,可以通过介导肾小管上皮细胞释放蛋白水解酶,引起免疫反应,造成肾单位梗阻,促进氮质代谢产物产生以及对肾小管上皮细胞的直接毒性等多种机制导致肾间质纤维化、肾小管萎缩。蛋白尿也可激活肾内补体级联反应,通过行成补体攻击复合物与特异受体相互作用从而导致肾脏损伤。

三、慢性肾衰竭的发病过程

最新的慢性肾脏病临床分期是以肾小球滤过率的指标为依据的。不难看出,慢性肾脏病进展到 3 期以后患者将出现慢性肾衰竭的临床表现,所以慢性肾衰竭的病程也是进行性加重的。

(一)肾脏损伤伴肾小球滤过率正常或上升

虽然多种病因作用于肾脏,肾脏可有血(或)尿成分异常,但由于肾脏具有强大的代偿适应能力,肾小球滤过率>90 mL/(min·1.73 m^2),故可在相当长的时间内维持肾功能于临界水平,使肾脏的排泄与调节水、电解质及酸碱平衡的功能维持正常,保持内环境相对稳定而不出现肾功能不全的征象。

(二)肾脏损伤伴肾小球滤过率轻度下降

肾小球滤过率处于 $60\sim89$ mL/(min·1.73 m^2)时,肾脏仍能保持良好的排泄和调节功能,肾脏有血(或)尿成分异常,无明显临床症状,但肾单位不能耐受额外的负担。一旦发生感染、创伤、失血及滥用肾血管收缩药等导致组织蛋白分解加强而加重肾负担,或因肾血流量减少,肾小球滤过率进一步降低,均可诱发进入肾小球滤过率的进一步降低。

(三)肾小球滤过率中度下降

肾小球滤过率处于 $30\sim59$ mL/(min·1.73 m^2)时,肾排泄和调节功能下降,患者即使在正常饮食条件下,也可出现轻度的氮质血症和代谢性酸中毒。肾浓缩功能减退,可有夜尿和多尿。另外还可出现轻度贫血、乏力和食欲减退等临床症状。

(四)肾小球滤过率严重下降

肾小球滤过率下降至 $15\sim29$ mL/(min·1.73 m^2)时,患者出现明显的氮质血症、代谢性酸中毒、高磷血症和低钙血症、高氯及低钠血症,亦可有轻度高钾血症,夜尿多,并出现严重贫血及尿毒症部分中毒症状如恶心、呕吐和腹泻等。

(五)ESRD 肾衰竭

肾小球滤过率 <15 mL/(min·1.73 m^2),大量毒性物质在体内积聚,出现全身性严重中毒症状,并出现继发性甲状旁腺功能亢进症,有明显水、电解质和酸碱平衡紊乱,常发生肾毒性脑病和多器官功能障碍和物质代谢紊乱,需进行肾脏替代治疗。

四、慢性肾衰竭时机体的功能代谢变化

(一)机体内环境稳态失衡

1.泌尿功能障碍

(1)尿量的变化。

夜尿:正常成人每天尿量约为 1 500 mL,白天尿量约占总尿量的 2/3,夜间尿量只占 1/3。慢性肾衰竭患者,早期即有夜间排尿增多的症状,夜间尿量和白天尿量相近,甚至超过白天尿量,这种情况称之为夜尿。

多尿:每 24 小时尿量超过 2 000 mL 时称为多尿。这是慢性肾衰竭较常见的变化,其发生机制是:①残存的有功能肾单位血流量增多,滤过的原尿量超过正常量,且在通过肾小管时因其流速加快,与肾小管接触时间缩短,重吸收减少。②在滤出的原尿中,溶质(尤其是尿素)浓度较高,可引起渗透性利尿。③髓袢和远端小管病变时,因髓质渗透梯度被破坏以及对抗利尿激素的反应降低,以致尿液浓缩能力减低。

在慢性肾衰竭时,多尿的出现能排出体内一部分代谢产物(如 K$^+$ 等),有一定代偿意义,但此时由于肾单位广泛破坏,肾小球滤过面积减小,滤过的原尿总量少于正常,不足以排出体内不断生成的代谢产物。因此,在出现多尿的同时,血中非蛋白氮(NPN)仍可不断升高,这是由于此种多尿是未经浓缩或浓缩不足,故含代谢产物少所致。

少尿:当肾单位极度减少时,尽管残存的尚有功能的每一个肾单位生成尿液仍多,但 24 小时总尿量还是少于 400 mL。

(2)尿渗透压的变化:因测定方法简便,临床上常以尿比重来判定尿渗透压变化。正常尿比重为1.003～1.030。慢性肾衰竭早期,肾浓缩能力减退而稀释功能正常,出现低比重尿或低渗尿。慢性肾衰竭晚期,肾浓缩功能和稀释功能均丧失,以致尿比重常固定在 1.008～1.012,尿渗透压为 260～300 mmol/L,因此值接近于血浆晶体渗透压,故称为等渗尿。

慢性肾衰竭晚期等渗尿的出现,表明患者对水的调节能力很差,不能适应水

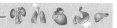

负荷的突然变化,易发生水代谢紊乱:在摄水不足或由于某些原因丢失水过多时,因肾对尿浓缩功能丧失,易引起血容量减低;当摄水过多时,因肾无稀释能力,又可导致水潴留和低钠血症。因此,应严格控制液体摄入量。

(3)尿成分的变化:慢性肾衰竭时,由于肾小球滤过膜通透性增强,致使肾小球滤出蛋白增多,和/或肾小管对原尿中蛋白质重吸收减少,出现轻度至中度蛋白尿。肾小球严重损伤时,尿中还可有红细胞和白细胞。在肾小管内尚可形成各种管型,随尿排出,其中以颗粒管型最为常见。

2.氮质血症

慢性肾衰竭时,由于肾小球滤过下降导致含氮的代谢终产物,如尿素、肌酐、尿酸等在体内蓄积,因而血中非蛋白氮含量增高(>28.6 mmol/L,相当于>40 mg/dL),称为氮质血症。

(1)血浆尿素氮:慢性肾衰竭患者血浆尿素氮的浓度与肾小球滤过率的变化密切相关,但不呈线性关系。肾小球滤过率减少到正常值的50%时,尿素氮含量仍未超出正常范围。当肾小球滤过率降至正常值20%以下时,尿素氮可高达71.4 mmol/L(200 mg/dL)。由此可见,尿素氮浓度的变化并不能平行地反映肾功能变化,只有在较晚期才较明显地反映肾功能损害程度。尿素氮值还受外源性(蛋白质摄入量)与内源性(感染、肾上腺皮质激素的应用、胃肠出血等)尿素负荷的大小影响,因此,根据尿素氮值判断肾功能变化时,应考虑这些尿素负荷的影响。

(2)血浆肌酐:血浆肌酐含量与蛋白质摄入量无关,主要与肌肉中磷酸肌酸分解产生的肌酐量和肾排泄肌酐的功能有关。其含量改变在慢性肾衰竭早期也不明显,只是在晚期才明显升高。临床上常同时测定血浆肌酐浓度和尿肌酐排泄率,根据计算的肌酐清除率(尿中肌酐浓度×每分钟尿量/血浆肌酐浓度)反映肾小球滤过率。肌酐清除率和肾的结构改变,如纤维性变、功能肾单位数减少等也有很大关系。因此,在某种意义上,肌酐清除率代表仍具有功能的肾单位数目。

(3)血浆尿酸:慢性肾衰竭时,血浆尿酸虽有一定程度的升高,但较尿素、肌酐为轻。这主要与肾远曲小管分泌尿酸增多和肠道尿酸分解增强有关。

3.酸碱平衡和电解质紊乱

(1)代谢性酸中毒:在慢性肾衰竭的早期,肾小管上皮细胞氨生成障碍,与尿中 H^+ 结合减少,尿液酸化障碍。同时甲状旁腺激素继发性分泌增多,抑制近曲小管上皮细胞碳酸酐酶活性,使 H^+ 分泌减少,H^+-Na^+ 交换障碍,造成 $NaHCO_3$

重吸收减少。此外 Na^+ 随水经尿排出增多,使细胞外液容量降低,从而激活肾素-血管紧张素-醛固酮系统,使来自饮食中的 NaCl 潴留,引起血氯增高,结果发生阴离子间隙正常型高血氯性酸中毒。

在严重慢性肾衰竭患者,其肾小球滤过率降低至正常人的 20% 以下时,体内酸性代谢产物特别是硫酸、磷酸等在体内积蓄,H^+ 在体内大量积聚,每天可达 20~40 mmol。此时(HCO_3^-)浓度下降,Cl^- 浓度无明显变化,则形成阴离子间隙增高型正常血氯代谢性酸中毒。

(2)钠代谢障碍:正常肾脏可以依靠调节肾小球滤过及肾小管的重吸收维持钠离子代谢平衡。慢性肾衰竭早期,由于肾小球滤过率和肾小管重吸收功能虽然都减低,但两者之间处于暂时的平衡状态,故血钠水平在较长时间内仍可保持正常。

随着慢性肾衰竭的进展,有功能的肾单位进一步破坏,肾贮钠能力降低。如果钠的摄入不足以补充肾丢失的钠,即可导致机体钠总量的减少和低钠血症。其发生原因主要有。

通过残存肾单位排出的溶质(如尿素、尿酸、肌酐)增多,产生渗透性利尿作用,使近曲小管对水重吸收减少,而钠随水排出增多。同时残存肾单位的尿流速加快,妨碍肾小管对钠的重吸收。

体内甲基胍的蓄积可直接抑制肾小管对钠的重吸收。

呕吐、腹泻等可使消化道丢失钠增多。这些原因不仅引起低钠血症,还同时伴有水的丢失,造成血容量减少,导致肾血流量降低,残存肾单位的肾小球滤过率下降,肾功能进一步恶化,甚至出现明显的尿毒症。

慢性肾衰竭晚期,肾已丧失调节钠的能力,常因尿钠排出减少而致血钠增高。如摄钠过多,极易导致钠、水潴留,水肿和高血压。

(3)钾代谢障碍:慢性肾衰竭患者只要尿量不减少,血钾可以长期维持正常。醛固酮代偿性分泌增多、肾小管上皮和集合管泌钾增多以及肠道排钾增加可维持血钾在正常水平。

由于慢性肾衰竭时尿中排钾量相对固定,和摄入量无关,因此一旦钾摄入量与排泄速度不平衡则很容易导致血钾水平异常。如严重酸中毒、急性感染、应用钾盐过多或急性并发症引起少尿,可很快发展成致命的高钾血症。而当患者进食甚少或伴有腹泻,则可出现严重的低钾血症。不论高钾血症或低钾血症均可影响神经肌肉和心脏功能,严重时可危及生命。

(4)镁代谢障碍:慢性肾衰竭患者的肾小球滤过率<30 mL/min 时,镁排出就

可减少而引起血镁升高。常表现为恶心、呕吐、全身乏力、血管扩张、中枢神经系统抑制等。当血清镁浓度＞3 mmol/L 时可导致反射消失、呼吸麻痹、神志昏迷和心跳停止等。慢性肾衰竭患者很难排泄过量的镁，应当避免使用含镁的药物治疗，防止严重的高镁血症。

(5)钙和磷代谢障碍:慢性肾衰竭往往伴有高磷血症和低钙血症。

高磷血症:人体正常时有 60%～80%磷由尿排出。在慢性肾衰竭早期,尽管肾小球滤过率下降,可引起血磷浓度上升,但为维持钙磷乘积不变,血中游离 Ca^{2+} 减少,进而刺激甲状旁腺分泌甲状旁腺激素,后者可抑制肾小管对磷的重吸收,使尿磷排出增多而维持血磷浓度在正常范围内。到慢性肾衰竭晚期,由于肾小球滤过率极度下降(＜30 mL/min),继发性增多的甲状旁腺激素不能使磷充分排出,血磷水平明显升高。同时甲状旁腺激素的增多又增强溶骨活动,促使骨磷释放增多,从而形成恶性循环,导致血磷水平不断上升。

低钙血症:其原因有以下几类。①血磷升高:为维持血浆[Ca]×[P]乘积不变,在慢性肾衰竭出现高磷血症时,必然会导致血钙下降。②维生素 D 代谢障碍:肾功能受损使肾小管合成 $1,25\text{-}(OH)_2D_3$ 减少,影响肠道对钙的吸收。③肠道钙吸收减少:血磷增高使磷从肠道排出增多,在肠内与食物中的钙结合成难溶的磷酸钙排出,导致钙吸收减少;此外体内某些毒性物质的滞留使小肠黏膜对钙的吸收减少。

慢性肾衰竭患者血钙降低很少出现手足搐搦,主要因为患者常伴有酸中毒,使血中结合钙趋于解离,故而游离钙浓度得以维持。同时 H^+ 对神经肌肉的应激性具有直接抑制作用,因此在纠正酸中毒要注意防止低钙血症引起的手足搐搦。

(二)多系统并发症

1.肾性骨营养不良

肾性骨营养不良又称肾性骨病,是指慢性肾衰竭时,由于钙磷及维生素 D 代谢障碍、继发性甲状旁腺功能亢进、酸中毒、铝中毒等所引起的骨病。可发生儿童的肾性佝偻病、成人的纤维性骨炎、骨软化、骨质疏松和骨硬化等(图 7-2)。

(1)钙磷代谢障碍和继发性甲状旁腺功能亢进:慢性肾衰竭患者由于高血磷及低血钙,可刺激甲状旁腺引起继发性甲状旁腺功能亢进,分泌大量甲状旁腺激素,使骨质生成与改建活动加强,导致骨质疏松和硬化,因此亦常将甲状旁腺激素所致的肾性骨营养不良为高代谢性骨病。

(2)维生素 D 代谢障碍:$1,25\text{-}(OH)_2D_3$ 具有促进骨盐沉着及肠吸收钙的作用。在慢性肾衰竭时,由于有功能的肾单位减少以及肾小管内磷浓度增加而使 $1,25\text{-}(OH)_2D_3$ 生成减少,导致骨盐沉着障碍而引起骨软化症;同时,肠吸收钙减少,使血钙降低,从而导致继发性甲状旁腺功能亢进而引起纤维性骨炎。

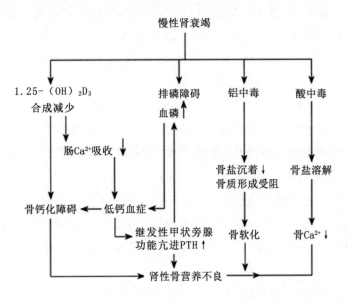

图 7-2　肾性骨营养不良的发生机制

(3)酸中毒:慢性肾衰竭时,多伴有长时间持续的代谢性酸中毒,可通过以下机制促进肾性骨营养不良的发生。①由于体液中 $[H^+]$ 持续升高,于是动员骨盐来缓冲,促进骨盐溶解。②酸中毒干扰 $1,25\text{-}(OH)_2D_3$ 的合成。③酸中毒干扰肠吸收钙。

(4)铝中毒:慢性肾衰竭时,肾排铝功能减弱,当服用铝剂时,铝被吸收并在体内潴留,发生铝中毒。铝可直接抑制骨盐沉着和抑制甲状旁腺激素分泌,干扰骨质形成过程,导致骨软化,因此也有人将铝中毒所致的骨病称为低代谢性骨病。此外,铝在骨内沉积可抑制成骨细胞的功能,使骨质形成受阻,引起再生障碍性骨病,而 $1,25\text{-}(OH)_2D_3$ 减少也可促进铝在骨内沉积,加重骨质软化。

2.肾性高血压

由肾脏疾病引起的高血压称为肾性高血压。属于继发性高血压中最常见者。终末期肾病需要透析维持生命的患者几乎均伴发高血压。引发肾性高血压的发生机制主要包括以下几种。

(1)水、钠潴留:慢性肾衰竭时,肾脏排钠功能降低进而继发水潴留。患者水、钠摄入过多和低蛋白血症也可导致体内水钠潴留。水、钠潴留可引起:①血容量增多,心脏收缩加强,心排血量增加,血压升高。②动脉系统灌注压升高,反射性地引起血管收缩,外周阻力增加。③长时间血管容量扩张可刺激血管平滑肌细胞增生,血管壁增厚,血管阻力增加。上述这些因素共同促进了肾性高血压的发展。主要由水、钠潴留所致的高血压称为钠依赖性高血压。对该类高血压患者限制钠盐摄入和应用利尿药以加强尿钠的排出,可以收到较好的降压效果。

(2)肾素-血管紧张素系统活性增高:肾素-血管紧张素系统活性增高主要见于慢性肾小球肾炎、肾小动脉硬化症、肾硬化症等疾病引起的慢性肾衰竭,由于常伴随肾血液循环障碍,使肾相对缺血,激活肾素-血管紧张素系统,使血管紧张素Ⅱ形成增多。血管紧张素Ⅱ可直接引起小动脉收缩和外周阻力增加,又能促使醛固酮分泌,导致水、钠潴留,并可兴奋交感-肾上腺髓质系统,引起儿茶酚胺释放和分泌增多,故可导致血压上升。这种主要由于肾素和 AngⅡ增多引起的高血压称为肾素依赖性高血压。对此类患者限制钠盐摄入和应用利尿药,不能收到良好的降压效果。只有采用药物疗法(如血管紧张素转化酶抑制药等)抑制肾素-血管紧张素系统的活性,消除血管紧张素Ⅱ对血管的作用,才有明显的降压作用。

(3)肾分泌的抗高血压物质减少:正常肾脏能生成前列腺素 I_2 和 E_2 等血管舒张物质。这些物质具有排钠、扩张血管、降低交感神经活性的作用。它们与肾素-血管紧张素系统既相互对抗又维持着平衡。所以,当肾髓质破坏时,产生抗高血压物质减少,则可促使高血压的发生。

上述 3 种机制,在肾性高血压发病中的作用,因肾疾病的种类、部位和程度不同而异。但在慢性肾疾病时,由于病变性质和部位复杂,3 种机制常同时参与作用。出现高血压后又可进一步损害肾功能,形成恶性循环。

3.肾性贫血和出血倾向

(1)肾性贫血:97%的慢性肾衰竭患者常伴有贫血。贫血程度往往与肾功能损害程度一致。有时贫血可能是严重肾衰竭的最初表现。其发生机制如下。①促红细胞生成素减少:由于肾实质破坏,促红细胞生成素产生减少,从而使骨髓干细胞形成红细胞受到抑制,红细胞生成减少。这是肾性贫血的主要原因。②血液中潴留的毒性物质:慢性肾衰竭时一些毒性产物如甲基胍对红细胞生成具有抑制作用。③造血原料不足:慢性肾衰竭患者胃肠功能减退,导致铁和叶酸吸收减少、丢失过多,造血原料不足,影响红细胞生成。另外严重的慢性肾衰竭患者还可出现铁的再利用障碍。④红细胞破坏增加:由于 ATP 生成不足以及红细胞膜上 ATP 酶活性下降,钠泵失灵,导致红细胞内钠、水含量增多,细胞脆性增加,易于溶血。甲状旁腺激素也可增加红细胞脆性,而胍类物质则可引起溶血。此外,肾血管内常有纤微蛋白沉着,妨碍红细胞在血管内流动,使红细胞易受机械损伤而破裂。⑤失血:肾衰竭患者常有出血倾向与出血,因而可加重贫血。

(2)出血倾向:慢性肾衰竭患者有 17%～20% 出现皮下瘀斑、紫癜、鼻黏膜出血、牙龈出血、胃肠道黏膜出血等症状。目前研究认为,出血是因为血小板质的变化,而非数量减少所引起。血小板功能异常的表现是:①血小板的黏附性降低,使出血时间延长,认为与血清肌酐浓度有相关性。②血小板在 ADP 作用下的聚集功能减退。③血小板第三因子释放受抑,使凝血酶原激活物形成减少。有证据表明,尿毒症患者血浆中胍基琥珀酸含量显著增加,抑制了患者血小板第三因子的正常释放。

五、慢性肾衰竭的防治原则

近年来以来,对各种慢性疾病的一级、二级预防已引起了医学界的广泛重视。慢性肾衰竭的防治是以慢性肾脏病的发生、发展为依据的,有效的预防治疗原则如下。

(一)积极治疗原发病与去除加重肾损伤因素

积极治疗某些原发病如慢性肾小球肾炎、肾结核等慢性肾脏疾病,可防止肾实质的继续破坏,从而改善肾功能。控制加重肾损伤的因素如感染、高血压、糖尿病等,避免使用血管收缩药物与肾毒性药物,及时纠正水、电解质和酸碱平衡紊乱,可以明显改善慢性肾衰竭患者的临床症状,延缓疾病进展。

(二)饮食控制与营养疗法

饮食控制与营养疗法是慢性肾衰竭非透析治疗最基本、有效的措施。其关键是蛋白质摄入量及成分的控制,要求采取优质低蛋白高热量饮食,保证足够的能力供给,减少蛋白质分解。其他方面还包括磷、嘌呤及脂质摄入的控制。

(三)防治并发症

防治并发症的主要原则如下。

(1)有效控制慢性肾衰竭患者的高血压,可延缓肾功能恶化,减少心力衰竭和脑血管意外的发生率,但又要注意降压速度不能太快,以保证肾灌注压不下降,避免肾功能急剧恶化。

(2)根据发生心力衰竭的具体原因进行相应的处理:限制水、钠摄入和应用

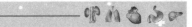

利尿药,以降低心脏前负荷;应用血管扩张剂以降低心脏后负荷。纠正电解质紊乱和酸碱平衡紊乱,有利于控制心律失常和增强心肌收缩力。纠正贫血,改善心肌供养。血液净化治疗,减轻肾毒素对心肌细胞的损伤。

(3)正确使用重组人红细胞生成素,适当补充铁剂和叶酸,以治疗肾性贫血。

(4)限制食物中磷的摄入,控制钙、磷代谢失调,用维生素 D 和甲状旁腺次全切除术以治疗肾性骨病。

(5)选择有效的、肾毒性最小的抗生素控制可能出现的继发感染。

(四)透析疗法

慢性肾衰竭患者每天可从肠道排出一定量的尿素、肌酐、肌酸和磷。可利用某些药物如大黄制剂和甘露醇等刺激肠蠕动增加或提高肠道内渗透压,促进有毒代谢产物从肠道排出。肾功能严重障碍患者需采用透析疗法。透析疗法是用人工方法部分代替肾的排泄功能,但不能代替肾内分泌和代谢功能。常用方法有血液透析和腹膜透析。

参考文献

[1] 金琦.内科临床诊断与治疗要点[M].北京:中国纺织出版社,2021.

[2] 黄佳滨.实用内科疾病诊治实践[M].北京:中国纺织出版社,2021.

[3] 王为光.现代内科疾病临床诊疗[M].北京:中国纺织出版社,2021.

[4] 苗秋实.现代消化内科临床精要[M].北京:中国纺织出版社,2021.

[5] 袁鹏.常见心血管内科疾病的诊断与防治[M].开封:河南大学出版社,2021.

[6] 魏佳军,曾非作.神经内科疑难危重病临床诊疗策略[M].武汉:华中科技大学出版社,2021.

[7] 赵晓宁.内科疾病诊断与治疗精要[M].开封:河南大学出版社,2021.

[8] 邹琼辉.常见内科疾病诊疗与预防[M].汕头:汕头大学出版社,2021.

[9] 胡品津.内科疾病鉴别诊断学[M].北京:人民卫生出版社,2021.

[10] 徐玮,张磊,孙丽君,等.现代内科疾病诊疗精要[M].青岛:中国海洋大学出版社,2021.

[11] 王勇,张晓光,马清艳.呼吸内科基础与临床[M].北京:科学技术文献出版社,2021.

[12] 张忠德,刘旭生.内科与杂病[M].北京:科学出版社,2021.

[13] 刘江波,徐琦,王秀英.临床内科疾病诊疗与药物应用[M].汕头:汕头大学出版社,2021.

[14] 张鸣青.内科诊疗精粹[M].济南:山东大学出版社,2021.

[15] 周雪林.内科证治辑要[M].郑州:郑州大学出版社,2021.

[16] 赵淑堂.临床内科常见病理论与诊断精要[M].哈尔滨:黑龙江科学技术出版社,2021.

[17] 王福军.心血管内科查房思维[M].长沙:中南大学出版社,2021.

[18] 刘丹,吕鸥,张兰.临床常见内科疾病与用药规范[M].北京:中国纺织出版

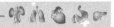

社,2021.

[19] 赵振兴.内科疾病临证点拨[M].太原:山西科学技术出版社,2021.

[20] 黄峰.实用内科诊断治疗学[M].济南:山东大学出版社,2021.

[21] 徐新娟,杨毅宁.内科临床诊疗思维解析[M].北京:科学出版社,2021.

[22] 樊书领.神经内科疾病诊疗与康复[M].开封:河南大学出版社,2021.

[23] 游桂英,温雅.心血管病内科护理手册[M].成都:四川大学出版社,2021.

[24] 董航.现代血液内科诊疗实践[M].北京:中国纺织出版社,2021.

[25] 金泓宇,尹清华,阮毅,等.肾脏内科轮转知识手册[M].成都:四川大学出版社,2021.

[26] 刘雪艳.内科常见疾病临床诊断与治疗[M].哈尔滨:黑龙江科学技术出版社,2021.

[27] 徐晓霞.现代内科常见病诊疗方法与临床[M].北京:中国纺织出版社,2021.

[28] 戎靖枫,王岩,杨茂.临床心血管内科疾病诊断与治疗[M].北京:化学工业出版社,2021.

[29] 徐化高.现代实用内科疾病诊疗学[M].北京:中国纺织出版社,2021.

[30] 常静侠.呼吸内科常见疾病新规范[M].开封:河南大学出版社,2021.

[31] 陈强,陈丽珠,张娟.分析心血管内科学见习教学中情景模拟的应用[J].中国继续医学教育,2021,13(11):67-71.

[32] 赵建华,欧阳鲜桃,刘昊,等.叙事医学对神经内科规培医师人文素质培养的作用[J].中国继续医学教育,2021,13(11):125-129.

[33] 胡馨予.CBL联合PBL的临床思维培养在神经内科临床教学中的探索与实践[J].中国卫生产业,2021,18(8):95-97.

[34] 黄文娟,童红娇.DEU临床护理教学在消化内科的应用效果[J].中国继续医学教育,2021,13(19):26-29.

[35] 蚁双莲,熊欢.消化内科住院患者跌倒事件调查分析[J].当代护士:中旬刊,2021,28(1):146-148.